환자가
다시 찾는
병원은
말 한마디가
다르다

환자가 다시 찾는 병원은 말 한마디가 다르다

최문경 지음

BOOK AGIT

우리 병원만 이렇게 힘들까요?

두 개의 자아_ 엄마 그리고 병원 CS 컨설턴트

나는 이사 온 지 얼마 되지 않아 우리 가족 주치의 병원들을 알아보고 있다. 여러 병원을 꼼꼼히 살핀다. 이비인후과, 내과, 정형외과, 치과, 안과, 피부과까지 집 근처에서 후기가 좋고 정보가 투명한 곳들로 리스트를 만들었다. 직접 방문하여 진료를 받아본다. 가벼운 기침만 해도 병원에 간다. 각 병원 의사들의 진료 스타일과 직원 친절도, 병원 시설의 노후 정도, 가격의 적정성 또는 과잉 진료 여부를 따진다. 그렇게 과별로 엄선된 '우리 가족 주치의 병원'을 확정했다. 이제 이 병원들은 앞으로 우리 가족이 또 이사를 하지 않는 한 계속 다닐 곳이다.

나는 두 개의 자아를 지니고 있다. 40대 초등학생 아이를 키우는 주부라는 자아와 원키우미라는 병원 컨설팅 회사의 대표라는 자아를 가지고 있다. 앞서 이야기한 병원을 선택하는 과정에서 나는 누구보다 자세히 분석한다. 내가 병원 컨설팅 회사 대표여서가 아니라 내가 고객이기 때문이다. 이것은 나만의 이야기가 아니다. 세계에서 다섯 손가락 안에 드는 넓은 보장 범위와 혜택을 주는 국민건강보험을 가진 대한민국, 그 나라의 국민이기 때문이다. 태어나면서부터 꾸준히 훈련된 '의료 쇼핑'에 최적화된 소비 습관을 지녔다.

이렇게 고도로 훈련된 환자들이 우리의 고객이기에 대한민국에서 병원을 운영하는 것은 쉬운 일이 아니다. 우리가 대한민국 의료서비스 시장에 참가하는 것은 힘든 일이다. 물론 이러한 경쟁 덕분에 대한민국의 의료 서비스 질은 세계 어디에 내놓아도 자랑스러운 수준이 되었다.

20여 년 전 의료 CS 컨설턴트로 발을 디딘 내게 온 첫 번째 질문은 "우리 병원만 이렇게 힘든가요?"였다. 그 후에도 이 질문은 늘 나를 따라다녔다. 나의 대답은 한결같다.

"아니요. 다른 병원도 다 힘듭니다."

지금 정말 힘듭니다

동일한 질문에 요즘은 이렇게 이야기한다. "지금 정말 다 힘듭니다."

이렇게 답변하는 데에는 몇 가지 이유가 있는데 크게 3가지 이유가 있다. 첫째, 현재 한국 경제 상황 때문이다. 당장 2025년 1분기 실질 GDP 성장률이 전기 대비 -0.2%로, 4분기 연속 0%대 성장률을 기록하며 역성장을 나타냈다. 이는 1998년 외환위기(-4.9%), 1980년 오일쇼크(-1.5%), 2020년 코로나19 팬데믹(-0.7%)에 이어 네 번째로 낮은 성장률이니, 나라의 경제가 좋지 않다는 것에 아무도 반박하지 못할 것이다. 저성장을 넘어선 역성장이므로 내수시장은 얼어붙고, 수

출 전망도 좋지 않아 국내에 돈이 부족하다.

거시적인 경제 상황은 시간차를 두고 서서히 자영업에 가까운 의원급 병원부터 영향을 준다. 특히 지역 친화적으로 운영해 온 병원들은 해당 지역 경기에 민감하게 반응할 수밖에 없다. 이제 고객들은 유행하는 코로나와 독감이 아니면 병원에 오지 않는다는 말이 심심치 않게 들린다. 꼭 받아야 하는 진료에 속하는 급여 진료과에서도 고객들의 발길이 뜸해졌다. 덕분에 마른 수건을 짜듯이 꾸준히 내원하는 고객들에게 비급여 진료를 병행하여 구멍 난 매출을 메꾸려는 다양한 시도를 한다. 급여 과목 의원에서 비급여 치료를 홍보하는 안내문이 덕지덕지 붙은 걸 보며 생각이 많아진다.

두 번째는 정부의 의료 보험 정책에 대한 위험 때문이다. 우리나라의 의료 관련 보험은 크게 국민건강보험과 실손 보험으로 대표되는 사보험으로 구분된다. 국민건강보험 재정 확보는 늘 중요한 정책 이슈로 다루어진다. 한정된 자원을 어떻게 배분하느냐에 대한 논의이기에 이번 대선에서도 예민하게 다뤄졌다. 의료 서비스 구매 결정은 보험 보장 범위로 대변되는 정부 정책의 영향을 크게 받는다. 실제로도 병원에서 "실손보험 있으세요?" "○○ 치료는 ○회까지는 건강보험이 됩니다." 등으로 고객에게 안내하기에 항상 주의 깊게 살펴야 한다. 하지만 이를 위험으로 바라보는 데에는 현재 의료보험 재정이 부족하고, 특히 사보험은 그 문제가 심각하여 보장 범위를 줄이는 방안이 계속해서 국회를 통과하고 있기 때문이다. 정책 실행 시기를 살피는 상황이기에 병원에서는 현재의 경제적 위기도 대응하면서, 변화하는 보험 정책에 맞추어서 새로운 수익 모델을 만들거나 내부 시스템의 변화를 모색해야 한다.

세 번째는 '쏠림'으로 인한 과열 경쟁이다. 여기에서 '쏠림'이란 전공의들과 일반의의 개원 러쉬로 인하여, 레이저 치료와 피부 시술 중심의 미용 클리닉 시장으로 쏠림을 뜻한다. 빠르게 진행된 고령화와 저출산은 산부인과와 소아청소년과를 가장 폐업률이 높은 과로 만들었다. 해당 과의 전문의들은 다시 미용 과로 흡수가 되었다. 이미 미용 시장은 포화 상태에 이르렀으며 가격의 적정선은 무너진 듯하다. 강남의 모 의원이 100원짜리 레이저 시술을 하는 것이 더욱 놀랍지 않다.

다른 '쏠림'도 있다. 인구 구조 변화로 지방 소멸이 가속화되면서, 적정 배후 인구가 필요한 과들이 서울, 경기 지역이나 그나마 지방 대도시에 쏠려 개원하는 현상이 나타난다. 이러한 현상의 부작용은 일반 고객들도 체감할 수 있는 수준이다. 지인이 충청도 어느 지역에 캠핑을 갔다가 눈에 이물질이 들어가 안과 진료를 받기 위해 2시간을 이동, 다른 지역으로 넘어가 겨우 진료를 볼 수 있었다고 한다. 이런 일화는 더 이상 드문 일이 아니다. 반면 서울 강남 3구와 신도시 같은 인구 밀집 지역에는 한 건물에 안과가 두세 곳 있기도 하니, 이러한 쏠림 현상은 의료 불균형이라는 부작용과 더불어 과도한 경쟁을 야기한다.

건강보험심사평가원 통계에 따르면 연도별 폐업 요양기관 수가 지속적으로 증가하고 있다. 2020년에는 4,097개소가, 2023년에는 4,605개소가 폐업한 것으로 나타났다. 자연적인 의사 은퇴로 인한 폐업보다 과열 경쟁에서 뒤처져 폐업하는 경우가 적지 않음을 알 수 있다. 무엇보다 힘든 환경에서 어렵게 개원한 병원들이 문을 닫는 것은 가슴 아픈 일이다.

어려움 속에서 해답이 되기를…

위의 세 가지 이유 말고도 최저임금 상승 등과 같은 많은 어려움이 있다. 나는 의료 서비스 현장을 21년간 지켜왔다. 해당 기간 병원이 성장하는 모습을 보며 보람도 느끼고 고객에게 사랑받는 병원을 만드는 데 열정을 가지고 임하고 있다. 물론 그 열정을 유지하는 데 전혀 어려움이 없었다면 거짓말이다. 나를 행복하게 하고 보람을 느끼게 한 고객이 있었다면, 반대로 일에 대한 회의가 들고 도망치고 싶게 만드는 고객도 있었다. 그럼에도 나는 병원들이 잘되길 바란다. 우리나라 병원은 지역 고객들과 밀접하게 연결되어 있으며, 그들의 건강과 행복을 지키는 역할을 하고 있기 때문이다. 병원에서 일하는 많은 사람들이 저마다 목적은 다르지만, 의료서비스를 통해 타인을 돌보고 치료하는 데 정성을 다하고 있다는 것을 알기 때문이다. 너무나 어려운 지금, 거친 황야를 건너는 지금, 이 글을 읽는 당신에게 앞으로 나의 글들이 힘이 되기를 바란다. 이제 당신이 나에게 던질 질문에 답변을 시작해 보려 한다.

1장

병원 매출, 어디서부터 잘못되었을까?

01

개원 데스밸리

원키우미는 2023년 8월부터 서울시에서 운영하는 서울 창업 디딤터에 일 년간 입주해 있었다. 초기 원키우미의 사업 모델은 의료서비스 근무 경험이 있는 경력단절 여성의 재취업을 목표로 하고 있었다. 창업 디딤터 입주사 선발 평가에서 그 부분에 점수를 얻어 통과했던 것 같다. IT 스타트업이 많이 있는 창업 디딤터에서 내가 있던 공간은 칸막이가 없는 개방형 워크스테이션이었다. 어쩔 수 없이 다른 스타트업 회사들이 어떻게 일하는지, 그들의 고민이 무엇인지를 알게 되었다. 나 또한 분기별 컨설팅, 스타트업 운영 교육, 모의 Pitch Deck 등을 경험하며 일 년간 스타트업 대표로 지냈다. 창업 디딤터 경험을 통해 얻은 병원 경영 인사이트를 공유하고자 한다.

개원은 스타트업과 유사하다

혹시 병원 성장주기를 비즈니스 생애주기와 비교하여 4~5단계로 제시한 모델을 본 적 있는가? 개원을 준비 중이라면 익숙한 모델일 것이다. 아래 그림을 보자. 각 단계에서 그래프의 X축은 시간, Y축은 사업 수익이다.

비즈니스 생애주기는 도입기, 성장기, 성숙기, 쇠퇴기(재도약기)로

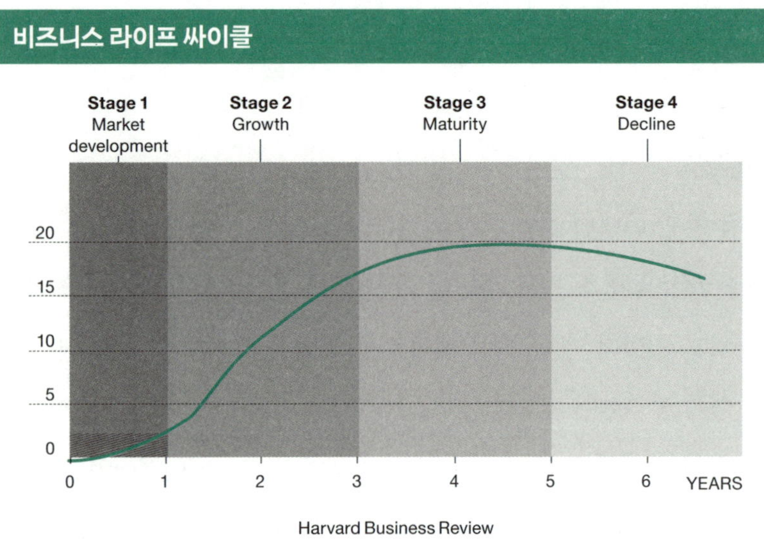

나뉘는데, 이를 병원 생애주기에 대입하는 것이다. 병원을 개원한 초기부터 자리를 잡는 기간을 도입기로 본다. 인근 지역이나 해당 진료

영역에서 병원 인지도는 아직 낮은 상태이다. 그리고 점점 인지도와 고객을 확보해 나가는 성장기, 안정적인 재진 고객 위주의 진료를 하는 성숙기, 원장과 환자의 고령화와 누적된 피로도로 인해 수익이 줄어드는 쇠퇴기로 각 단계를 구분하였다. 쇠퇴기를 극복하면 그 기간을 재도약기로 보았다. 나 역시 비즈니스 생애주기 모델로 병원의 현재 상태를 가늠하는 데 유용하게 활용하곤 했다.

같은 도입기, 전혀 다른 병원 상황

하지만 최근 해당 모델 방식의 맹점을 체감하게 되었다. 2024년 초에 미용 클리닉으로 개원한 두 의원이 있다. 편의상 A의원과 B의원으로 부르겠다. 표면적으로 표방하는 과는 피부 시술 위주의 미용 클리닉이다. 하지만 각 병원의 주력 상품(특화 진료)은 달랐는데, A 병원은 레이저를 활용한 리프팅 시술, B 병원은 니들을 활용한 스킨 부스터 시술이었다. 개원 시기도 유사하고 비수도권이라는 입지 조건도 비슷하다. 그리고 마케팅을 통해 노출하는 채널 역시 비슷하다. 개원했으므로, 둘 다 시장에 진입하는 '도입기'의 병원으로 봐야 했다. 그런데 병원 내부에서 겪는 특징적인 상황과 그에 대한 해법이 완전히 다르다는 것을 알게 되었다.

	A의원	B의원
진료과	피부 시술	피부 시술
특화 진료 (주력 상품)	레이저를 통한 리프팅	주사를 통한 스킨부스터
주력 상품의 현재 단계	성숙기	성장기
병원의 성장 단계	도입기?	도입기?

주력 서비스(특화 진료)가 달랐기 때문이다. 성숙기에 도달한 레이저 리프팅 치료를 원하는 고객은 시술의 안정성이나 효과에 대해 이미 알고 있다. 동일한 진료를 하는 경쟁 병원이 유사한 입지에 4곳 정도 있었다. 병원의 신규 고객을 유치하려면 다른 병원의 기존 고객을 데려올 수 있을 만큼 강력한 유인책이 필요했다. 그래서 A 병원은 개원 초기에 메타(META: 페이스북, 인스타그램) DB 마케팅을 통해 가격을 낮추더라도 고객을 우선 내원시키는 전략을 선택할 수밖에 없었다. 그리고 내원한 고객들이 '이 병원은 내가 다니던 병원보다는 좋네'라고 느끼도록 고품질의 내부 서비스를 제공하였다.

그에 반해 B 의원은 지역 고객들이 니들로 진행하는 스킨 부스터를 아직은 생소하게 느꼈다. 그래서 원장이 출연한 설명과 시술 영상을 유튜브와 같은 다양한 채널에 노출할 필요가 있었고, 병원 내부에서도 지속적으로 노출했다. 병원 내부에는 스킨 부스터에 대한 비포 & 애프터 이미지와 설명 자료를 비치해두었다. 또한, 진료 시 고객에게 루틴하게 시술에 대해 자세히 설명하였다. 그리고 주력 상품은 유지하되, 당장 현금 확보를 위해 레이저 토닝과 같이 고객이 꾸준히 찾는 상품도 론칭해야 했다.

개원 시 다양한 진료 서비스를 세팅하여 고객에게 맞춤형으로 제공하는 것이 요즘 개원 트렌드이다. 단일 상품으로 도입기를 거쳐 성숙기로 가는 모델은 다소 느긋하게 느껴질 수밖에 없다. 고객은 빠르게 변화하고, 트렌드 또한 하루하루가 다르다. 지금 시장은 개원 후 3년 안에 지역이나 산업군에서 자리를 잡지 못하면 병원 생존을 위협받는다.

요즘 개원은 스타트업 창업과 유사하며, 차이점은 스타트업보다 창업 아이템이 의료서비스 영역으로 한정된다는 점이다. 나는 척박한 창업 환경에서 살아남기 위해 노력하는 스타트업의 발전 단계 모델을 적용하길 바란다. 이는 대한민국 의료 시장에서 개원한 병원들이 처한 환경에 더욱 적합한 모델이다.

린(lean)하게 시작하고, 언제든 피벗(pivot)하라

스타트업 성장 모델은 대문자 J형 커브를 가진다. 아래의 그림을 보자.

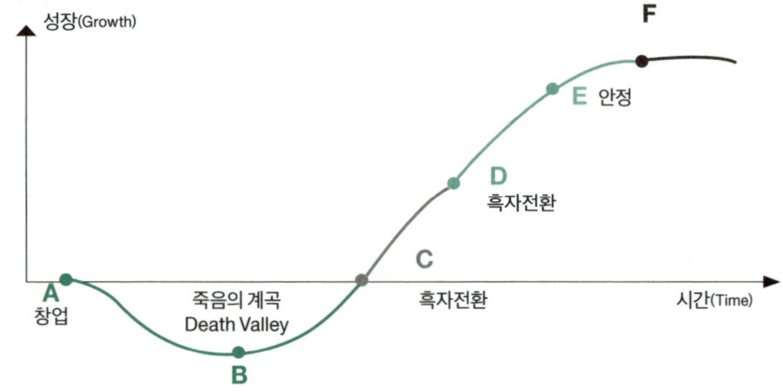

보자마자 기존 비즈니스 생애 모델과의 가장 큰 차이를 알 수 있을 것이다. X축은 기간을, Y축은 수익을 나타낸다. 점진적으로 양의 영역에서 수익을 올리던 기존 모델과 달리, 스타트업 라이프 사이클은 J자 형태를 띠어 시작 시점에는 제로에서 마이너스까지 떨어졌다가 일정 기간이 지난 후에 흑자 전환을 이룬다. 창업 시점부터 일정 기간 동안은 수익이 적어 마이너스 구간이 존재한다. 이처럼 다소 특이한 모양은 우리나라 의료법상 개원 시에만 전단지 등 합법적인 오프라인 홍보가 가능하다는 현실과 맞물려 있다. 우리나라 병원은 소위 '오픈발'이라고 하여 3개월 정도 매출이 잘 나오는 시기가 있는데, 이때의 매출로 회복하는 것이 초기 목표가 되어야 한다.

개원했을 때만큼의 순이익을 회복하는 기간을 스타트업 창업에서는 데스밸리라고 한다. 이는 자금은 계속 유출되지만 매출이 충분히 발생하지 않아 생존 자체가 어려워지는 시기를 뜻하며, 보통 6개월에서 3년 사이에 나타난다. 그 원인으로는 불완전한 비즈니스 모델과 초기 비용 부담, 고객 확보 실패를 꼽을 수 있다. 어떠한가? 개원 후 초기 3년 안에 개원 시 융통했던 대출금과 같은 부채를 갚아나가면서, 최소한의 필수 인력을 고용하여 필연적으로 발생하는 인건비와 개원 초기 비용을 따져보자. 이는 적당한 입지와 그에 적합한 임대료 등 고정비 지출이 있는 개원의 상황과 일치한다. 데스밸리를 극복하는 방법은 병원 역시 스타트업과 마찬가지로 순이익을 올리고, 내부 시스템과 특화된 진료를 구축하여 안정적인 비즈니스 모델을 만드는 것뿐이다.

우리나라의 많은 병원들이 이 데스밸리를 슬기롭게 극복하기를 바란다. 그래서 몇 가지 조언을 하려 한다. 스타트업에서는 '린(Lean)하게 시작하라'는 말이 있다. 군살 없이 가볍게 시작하라는 말이다. 환경과 고객을 예측할 수 없으니 자금 리스크를 줄이기 위해 최대한 가볍게 시작하라는 것이다. 되도록 개원도 린(Lean)하게 하길 바란다. 개원에 모든 비용을 쏟아 조금만 더 버티면 빛을 볼 텐데, 그 기간을 버티지 못하는 곳들을 보았다. 개원에 큰 비용을 투자해서 부담이 되어 조직 구성원들과 본인을 괴롭히는 경우도 보았다. 불안하더라도 완벽하게 세팅하고 개원할 수 없으니, 조금 가볍게 린하게 시작하자.

그다음 비즈니스 모델에 대한 부분이다. 개원하자마자 생각한 대로 적중하여 운영되는 경우는 드물다. 필연적으로 크고 작은 변화가 필요하다. 이때 피벗(pivot)을 기억하자. '판을 뒤집는다'라는 의미 정도로 사용하는 이 말은 처음 기획한 사업 모델을 완전히 새롭게 다시 시작하는 것을 이야기한다. 피벗을 결정하는 것은 굉장히 가슴 아픈 일이다. 비바리퍼블리카 이승건 의장도 총 8번 피벗을 거쳐 우리나라에서 가장 성공한 스타트업 '토스'의 사업 모델을 완성하였다. 여덟 번 판이 뒤집어지는 상황에서 그가 잊지 않고 집착했던 것은 바로 '고객'이었다. 우리 병원도 고객을 중심에 두고 유연한 자세로 비즈니스 모델에 접근한다면 데스밸리를 넘어설 수 있을 것이다. 몇 번을 피벗했는지는 중요하지 않다. 그 과정에서 고객에게 더 다가간다면 우리 병원은 성장하고 있는 것이다.

아래에 우리 병원이 고객을 중심에 두고 유연하게 접근하여 데스밸리를 슬기롭게 넘어가고 있는지 가늠할 수 있는 체크리스트를 첨부하였다.

데스밸리 극복 진단 체크리스트	(*7개 이상 '예' 이면 데스밸리 극복 완료)

No.	진단 항목	주요 점검 포인트
1	지인이 아닌, 초진 고객이 정가의 진료비를 지불하며, 반복 내원하고 있는가?	이벤트/무료 체험 외에 수익 구조
2	개원 초기에 구상한 '진료 모델'이 실제 운영과 맞지 않아 수정하거나 보완한 경험이 있는가?	피벗(Pivot)이 발생했고, 유연하게 대응했는가?
3	일정 수준의 '비대면 예약' 또는 '온라인 유입 경로'가 작동하고 있는가?	네이버 예약, 카카오 채널, 인스타 DM 등 유입 고객 여부
4	기존 고객 또는 리뷰 기반의 '자발적 추천'이 발생하고 있는가?	입소문/리뷰 기반 유입률 확인 가능 여부
5	매월 고정비(임대료, 장비 리스비, 인건비 등)를 감당할 수 있는 수준으로 낮추었는가?	"최소 생존비 구조"를 고려하여 린 하게 운영 중인가?
6	직원 규모와 채용 속도를 '현 매출 수준'에 맞춰 린 하게 유지하고 있는가?	진료 보조, 데스크 등 인건비 고정비 비중 점검 필요
7	고객 피드백(후기, 불만, 질문 등)이 진료 흐름이나 설명 방식 개선에 반영된 적이 있는가?	고객의 목소리를 운영 개선에 반영 중인가?
8	비즈니스 모델(주력 시술, 타깃 환자군, 진료 구성)이 명확하게 정의되어 있는가?	"우리 병원의 비즈니스 모델"을 내부 구성원 모두 인지 중인가?
9	고객의 재내원을 유지하는 루틴이 존재하는가?	광고나 홍보를 하지 않아도 들어오는 유입 흐름 존재 여부
10	개원 당시 융자금 또는 초기 투자금 대비 현재 누적 수익의 비율을 추적 중인가?	BEP(손익분기) 예상 시점

병원 매출에 최선은 없고, 최악만 있다?

　　　오랜만에 걸려 온 컨설팅 병원 관계자의 음성에 하던 일을 멈춘다.

　　"진짜 이번 달 매출 최악이네요."

　　개원한 지 1년을 채우지 못한 병원에서 하루가 멀다고, 매출이 최악이라고 이야기한다. 어째서 늘 최악인가? 실은, 이 병원만이 아니다. 개원 초기에 해당하는 병원에서는 종종 나에게 월 단위로 "지난 달 매출이 최악이었어요. 이번 달 매출이 최악이에요." 등의 이야기를 한다. 오해하지는 말았으면 한다. 최악이 아니다. 다만 그렇게 말할 뿐이다. 나는 장기적인 구독형 컨설팅을 선호하는데, 컨설팅에 들어갈 때 꼭 물어본다.

"구체적인 매출 목표가 있으신가요?"

특히 원장이 1인에서 2인 병원에 더욱 집요하게 묻는 편이다. 이에 대한 대답은 다양하지만 "많을수록 좋지요."라는 솔직한 답도 있지만 , "보통 몇 천만 원이요, 몇 억이요." 등으로 나온다.

그럼, 우선 고개를 끄덕인다. 해당 병원의 인력과 서비스 스페이스를 분석하고, 답변도 참고하지만, 최선의 매출을 산출해 본다.

우리 병원의 최선 매출은?

"우리 병원의 최선 매출은 얼마일까?"

최선의 매출 정도를 가늠하는 데는 서비스 캐파를 아는 것이 필요하다. 서비스 캐파(Service Capacity, 수용 능력)란 병원이 일정 시간 동안 감당할 수 있는 최대 진료 가능 환자 수 또는 서비스 제공량을 말한다.

한 달간의 서비스 캐파를 계산하는 공식은 아래와 같다. 함께 해보자.

1. 외래 진료 캐파 = 1일 진료 가능 환자 수 × 주간 운영일 × 월간 운영수
2. 상담 캐파 = (상담자 수 × 하루 상담 횟수) × 운영일 수

3. 시술 캐파 = 장비 수 × 1일 최대 가능 가동 횟수 × 월 운영일
4. 병실 캐파 = (병상 수 × 평균 회전율) × 월 운영일

외래 진료 캐파를 구할 때 가장 중요한 것은 무엇일까? 바로 1일 진료 가능 환자 수일 것이다. 이것을 결정하는 것은 1인 원장이라면 원장의 진료 시간이다. 진료 상담 시간이 5분인지 15분인지에 따라 진료할 수 있는 환자 수가 달라진다. 상담 건수도 마찬가지다. 그런데 두루뭉술하게 목표 매출을 이야기하는 곳은 대개 이런 캐파를 정확히 파악하지 못하는 경우가 많다. 즉, 본인이 하루에 몇 명 정도의 고객을 진료할 수 있는지 모르는 것이다.

측정하지 않으면 관리하기 어렵다

서비스 캐파를 정확히 알려면 각각의 캐파를 결정하는 인력의 진료 소요 시간 등을 우선 가장 정확하게 알아야 한다. 개원 초기에는 진료 시간의 평균을 파악하는 데 어려움이 많다.

개원 초기에 많이 실수하는 부분은 진료 시간을 짧게 설정하는 것이다. 아무리 봉직의로 근무하던 시절에 10분 진료를 보던 원장이

더라도, 본인 병원을 개원하면 진료 시간이 15분에서 20분 정도로 늘어나는 경우가 많다. 기존 근무 병원에서는 물리적 요인이나 기존 병원의 브랜딩이 진료에 영향을 미쳐 많은 시간을 들이지 않았지만, 개원하면 그 모든 것을 원장 본인이 직접 설명하거나 보완해야 하는 경우가 많다.

따라서 현실적이고 안정적인 평균 진료 시간을 찾는 것이 중요하다. 여기서 안정적이라는 표현을 쓴 이유는 진료나 상담의 질이 보장되어야 하기 때문이다. 본인의 진료 소요 시간을 모르면 많은 문제가 발생한다. 병원이 제공하는 것은 의료서비스이므로 고객이 있어야 서비스 제공이 가능하다. 이것을 서비스의 '동시성, 비분리성'이라고 한다. 이는 서비스가 고객이 있어야 제공 가능하다는 의미이다. 어느 병원이든 고객이 몰리는 특정 시간대가 있다. 우리 병원의 서비스 수용량(캐파)을 모르면 특정 시간대에 어느 정도 고객을 수용할 수 있는지 모른다. 초과 예약을 받거나 고객 대기 시간을 길게 만든다. 그러면 고객 불만이 많아진다. 그래서 이번에는 고객 진료 간격을 늘린다. 많은 병원들이 성수기에 진료 시간이나 치료 시간을 극단적으로 축소하여 서비스 질을 하락시킨다. 서비스 질이 떨어지면 재진 고객수가 자연스럽게 줄어들고, 병원 운영에 부정적인 영향을 준다. 이런 상황이 발생한 후에 서비스 역량을 알아보려 하지만, 떠나간 고객은 돌아오지 않는다.

그러므로 악순환이 생기기 전에 현실적인 우리 병원의 역량을 정확하게 알아야 한다.

우선 아래 표를 채워보자.

원장 별 서비스 캐파			
구분	진료시간 (min)	시술/ 수술 시간 (min)	필수 휴게 시간 (min)
포함 내용	초진상담 :	시술A :	점심시간 :
	재진상담 :	시술B :	화장실 :
	경과 :	시술C :	아침 조회 :
	후처리시간 :	시술D :	커피타임 :

의료 서비스를 제공하는 의사가 하루에 몇 명의 고객을 현실적으로 볼 수 있는지 파악하는 것이 첫 번째이다. 실제로 1인 원장이 추나 치료를 메인으로 개원한 한의원이 있었는데, 매출 목표가 월 1억 원이었다. 마음 같아서는 추나 고객이 있다면 한 시간에 5명 이상도 볼 수 있을 듯했다. 하지만 해당 원장은 추나 환자를 한 시간에 3명 정도 보면 체력적으로 고단함을 느껴 10분 정도 휴식이 필요했다. 그래서 초기에는 높게 잡았던 수용 고객 수를 줄여 현실적으로 수용할 수 있는 환자 수로 조정했다. 이렇게 원장 1인의 수용 고객 수가 정해지자 병원의 목표 매출을 달성하기 위해 개원 초 계획보다 좀 더 빨

리 봉직의를 구하는 결정을 했다.

의사 다음으로 확인해야 할 것은 공간별 수용 가능한 고객 수이다. 공간은 개원 시 고정된다. 변동하는 데 시간과 비용이 많이 들기 때문에 개원한다면 공간 설정에 신경을 많이 써야 한다. 주력으로 하는 치료실/수술실에서 치료별 고객의 체류 시간을 측정한다. 이때 주의할 점은 사전 준비 시간과 사후 준비 시간까지 확인해야 한다는 것이다. 생각보다 고객 이동 시간, 짐 정리 시간, 사후 준비 시간이 많이 소요되므로 이에 대한 측정 또한 필요하다.

공간별 고객 체류 시간				
	공간	치료실 (min)	시술/ 수술방 (min)	치과 체어 (min)
체류시간 분류	사전 준비시간			
	실 체류시간			
	사후 준비시간			

위 요소들을 반영하여 병원의 서비스 캐파를 파악하면, 목표 매출의 현실적인 달성 가능성을 알 수 있다.

병목 현상을 줄여야 한다

임플란트 수술에 20분 정도 소요되는 원장 1인이 점심시간을 제외하고 하루에 볼 수 있는 환자 수는 산술적으로 21명이다. 개원 초기에 임플란트 전 치료와 후 경과 치료를 위해 21명의 고객이 매일 누적된다고 가정하면, 하루 임플란트 수술은 15건 정도만 가능하다.

그러면 대략적인 최적 매출을 계산할 수 있다.

최다 수용 고객 수 15명 × 운영일 수 25 × 임플란트 금액 = 최선의 매출

여기서 변수는 두 가지이다. 최다 수용 가능한 고객 수와 임플란트 금액의 객단가이다.

최다 수용 가능한 고객 수는 원장의 영향을 많이 받으므로 개원 초기에는 원장의 진료 및 의술 능숙함이 큰 장점으로 작용한다. 능숙한 개원의가 오픈 효과를 잘 활용하여 많은 수의 초진 고객을 진료하고 긍정적인 후기를 만들어 내면 병원이 자리 잡는 데 큰 도움이 된다. 내가 아직 능숙하지 않다고 생각하는가? 너무 걱정하지 말라. 체력이 좋고 꾸준히 노력한다면 진료 캐파도 꾸준히 올라갈 수 있다. 치과병원에서 임플란트 객단가가 70만 원이라면 최선의 매출은 2억 원 정도가 된다.

이렇게 최선의 매출을 추정할 수 있다. 서비스 캐파를 활용한 매

출 추론이 잘 적용되려면 병목이 없어야 한다. 병목(Bottle neck)이란 유리병의 목처럼 전체 캐파가 줄어들게 하는 요소를 뜻한다. 여러 가지 요소 중 병목으로 영향을 미치는 것이 무엇인지를 파악하는 것이 중요하다. 특정 시간 쏠림으로 고객 분산이 어렵다면, 예약제를 적용하여 쏠림을 해소해야 한다. 이처럼 내부 효율성을 극대화하여 예측 가능성을 높이는 것이 필요하다.

공부를 잘하는 학생들은 모두 메타인지가 탁월하다고 한다. 성공적인 병원은 서비스 캐파를 정확히 파악하고 있다. 우리 병원의 최선 매출을 파악하는 것은 병원의 메타인지를 높이는 첫 번째 단계이다. 지금 바로 최선의 매출을 산출해 보자.

03
경쟁력 없는
병원의 공통점

개원 병원에서는 두 가지가 중요하다. 예상대로, 하나는 '원장'이고, 다른 하나는 '입지'이다. 이 두 가지는 최선 매출에 가장 큰 영향을 미친다. 서비스 캐파의 주요 요인은 원장, 객단가의 주요 요인은 입지이다.

급여 항목의 경우, 정부에서 가격 결정을 한다. 그나마 가격을 자유롭게 책정할 수 있는 비급여 항목은 지역 경쟁자들을 고려하여 전략적으로 결정해야 한다. 고객들이 가장 많이 비교하는 것은 같은 동네나 가까운 위치에 있는 병원이다. 그러니 개원 초기에는 아무리 의술이 뛰어나고 병원 시설이 좋다고 해도 가격을 너무 높게 책정할 수 없다. 특히 레이저 시술처럼 경쟁자가 많은 시술은 가격에 민감하게 반응하는 고객이 많으므로, 비슷한 지역의 평균 가격을 따라야 한다.

원장과 입지의 연결

위의 두 가지 요소는 병원 개원 후에는 이미 결정된 상태라고 볼 수 있다. 그래서 컨설팅을 맡기는 고객 병원들에 이렇게 이야기한다.

"원장님과 입지를 연결하여 최적의 경험을 찾아 병원을 성장시키겠습니다."

이렇게 자신 있게 이야기하는 데에는 이유가 있다. 싸우기도 전에 승패가 정해진 듯 보이는 이 게임에서 중요한 것은 따로 있기 때문이다. 메타인지가 아무리 높아도 공부를 열심히 하지 않으면 성적이 오르지 않는 것처럼, 최선의 매출은 열심히 할 자극을 주기 위한 도구일 뿐이다.

입지가 좋은 곳에 개원했음에도, 원장의 의술이 아무리 뛰어나도 성장하지 못하는 병원들이 많다. 그들은 왜 엄청난 장점을 가지고 개원했는데도 성장하지 못했을까? 본격적인 이야기에 들어가기에 앞서 한 가지 사례를 살펴보자.

A 씨는 사흘 전부터 목이 컬컬하게 아프기 시작했다. 시간이 지나면 괜찮아질 거로 생각했지만, 결국 열이 38도까지 오르고 나서야

심상치 않음을 느꼈다. 코로나나 독감일 거라고 생각하고 집 근처에서 코로나 검사가 가능한 병원들을 찾아보았다. 아파트 상가에는 내과 1곳과 이비인후과 2곳이 있었다. 이비인후과가 더욱 검사를 잘할 것 같아서 네이버에 검색해 보았다. H 이비인후과는 네이버 예약이 가능했고, K 이비인후과는 예약이 불가능했다. A 씨는 고민 없이 네이버 예약이 가능한 H 이비인후과에 가기로 했다.

A 씨가 병원을 선택하는 데에는 서비스 역량은 전혀 영향을 미치지 않았다. 네이버 예약 가능 여부만이 영향을 미쳤다. 여기까지 읽고, 섣불리 '네이버 예약을 활성화해야겠네'라고 결론 내리지 말자. 이 이야기를 하는 이유는 이 뒤에 있다. A 씨를 계속 따라가 보자.

A 씨는 네이버로 예약한 H 이비인후과에 갔다. 병원 문을 열자마자 병원이 유독 한적하다고 생각했다. 요즘 다시 독감이 유행이라는데, H 이비인후과는 전혀 그런 느낌이 없었다. '예약제로 운영되니까 그런-가 보다…' 생각하며 진료를 보았다. A 씨는 바로 호명되어 진료를 받고, 검사 후 결과가 나올 때까지 대기석에 앉아 있었는데, 역시 혼자였다. 병원은 유독 조용했고, 결과가 나왔다며 진료실에 들어가 설명을 듣고, 수액을 맞고 귀가하는 동안 A 씨 외 다른 환자는 단한 명도 보지 못했다. 약을 받으러 약국에 가니, 오히려 약국에는 A 씨처럼 마스크를 쓴 사람들이 많았다. 자세히 보니 네이버 예약이 안 돼는 K 이비인후과를 다녀온 사람들이 대부분이었다. A 씨는 조제된

약을 받아오면서, 다음에는 K 이비인후과에 한번 가봐야겠다는 생각이 들었다.

오프라인의 역습

A 씨 이야기 속 H 이비인후과는 잘못한 것이 아무것도 없다. 오히려 고객 편의를 위해 네이버 예약까지 운영하니 아주 바람직한 곳이다. 그런데도 A 씨는 다음에는 K 이비인후과에 가봐야겠다고 생각했다니. 왜일까? 이유는 하나이다. 바로 본인 말고 다른 사람들이 그곳을 더 많이 갔기 때문이다. 왠지 K 이비인후과가 H 이비인후과보다 좋은 경험을 선사할 것 같다는 생각이 든다.

A 씨의 상황은 요즘처럼 경쟁 병원이 한 건물이나 블록 내에 몰려 있을 때 흔히 발생한다. 이 이야기를 하는 이유는 우리가 한동안 경시했던 점을 상기시키기 위해서이다. 이는 고객들이 온라인보다 오프라인에서의 직접적인 경험을 중요하게 생각한다는 것이다. 다시 말해 본인이 직접 보고 느낀 것을 더 신뢰한다는 의미이다.

너무나도 당연한 말이다. 한동안 우리의 두 눈과 두 귀가 제대로 역할을 하지 못했던 시절이 있었기에 강조한다. 코로나가 한창 심했을 때는 거리두기 등으로 개인 간의 교류가 원활하지 않아, 당시 병원의 네이버 플레이스와 리뷰 의존도가 상당히 높았다. 병원 정보, 특히 진료 평판을 알 수 있는 채널이 온라인으로 쏠려 있었다. 그 때문에 유튜브, 네이버, 인스타그램을 통해 얻는 온라인 경험이 고객에게 중요했다. 물론 지금도 중요도는 여전하지만 예전만은 못하다. 오히려 병원에 대한 오프라인 경험이 더욱 중요하다. 오프라인에서 고객이 느낀 경험은 우리가 측정할 수 없는 곳에서 고객 간의 입소문을 통해 전달되고 있다. K 씨가 병원과 약국에서 직접 확인한 것처럼 병원 정보는 바이러스처럼 빠르게 지역 내에 퍼진다.

옴니채널(Omni Channel)에 맞는 통합적 접근

팬데믹 이후, 고객 행동 특성이 바뀌었다. 그야말로 옴니채널 시대이다. 옴니채널(Omni Channel)은 모든 것을 뜻하는 '옴니(Omni)'와 제품의 유통 경로를 의미하는 '채널(Channel)'이 합성된 단어다. 옴니채널이란 고객이 온라인, 오프라인, 모바일 등 다양한 경로를 넘나들며 상품을 검색하고 구매할 수 있도록 한 서비스나 쇼핑 환경을 말한다. 이런 트렌드를 반영한 것이 성수동 일대에 즐비한 다양한 브랜드의 팝업 스토어이다. 일부러 오프라인 번화가에 고객들에게 보이도록 만든 팝업 스토어에서 경험하고, 그 경험을 온라인으로 옮기게 하

여 평판을 만드는 것이다. 병원의 환경 또한 자연스럽게 옴니채널화
되었다.

현재 개원하는 병원 중에서 가장 경쟁력이 없는 병원은 옴니채널
화를 하지 못한 병원이다. 전문 영상 제작자를 영입해 소위 때깔 좋
은 영상을 찍어 올리고, 그럴듯해 보이는 홈페이지와 과도하게 포토
샵 처리된 프로필 사진, 그리고 개원 일주일 만에 300개 이상 올라오
는 '이 병원 좋아요' 후기는 더 이상 고객에게 좋은 평판을 주지 못한
다. 오히려 온라인과 오프라인의 괴리감 때문에 비호감으로 낙인찍
힐 뿐이다.

진정으로 경쟁력 있는 병원은 SNS 채널과 실제 병원 방문 시 일
관된 모습을 보인다. 병원을 방문하여 진료, 치료, 수납 후 귀가할 때
까지 일관된 인상을 주고, 고객의 경험이 다른 고객에게도 유사하게
전달되어 긍정적인 후기로 이어진다. 이러한 현상을 '진정성'이라고
표현할 수 있다. 고객은 직접 보고 듣고 경험하며 병원을 선택한다.
고객 경험에 진정성을 담는 병원이야말로 요즘 성공하는 병원의 필
수 조건이다.

각 항목에 대해 [예 / 아니오 / 일부 해당] 체크해 보세요.

구분	문항	예 / 아니오
1. 온라인 콘텐츠의 일관성	병원 홈페이지, 블로그, 인스타그램, 유튜브 등의 시각적 톤 앤 매너가 일관되게 유지되고 있다	
2. SNS 콘텐츠와 현실의 간극 여부	SNS에서 홍보하는 서비스, 인테리어, 직원 이미지가 실제 방문 시의 경험과 큰 차이가 없다	
3. 예약 채널의 통합성	네이버, 전화, 카카오 채널 등 예약 채널이 일관되게 운영되어 고객 혼선을 유발하지 않는다	
4. 네이버 예약/ 지도 정보 최신화	영업시간, 주차 안내, 위치, 서비스 항목 등이 네이버 등 지도 서비스에 정확하게 등록되어 있다	
5. 비대면 상담 운영	온라인으로도 사전 상담이나 문의 응대가 가능하며, 일정 수준 이상의 응대 품질이 유지되고 있다	
6. 전화 응대 톤의 브랜드 일관성	전화 응대 시 친절도와 안내 어투가 병원 브랜드 이미지에 부합된다	
7. 직원 소개 정보 공개 여부	홈페이지나 블로그에서 의료진 소개를 확인할 수 있다	
8. 고객 후기에 대응하는 문화	네이버, 카카오, 구글 등 고객 리뷰에 성의 있는 댓글이나 감사 인사를 정기적으로 남긴다	
9. 후기와 현실의 연결성	후기에서 언급되는 '친절함', '응대 태도', '시설' 등이 실제로 경험하고 있다	

10. 오프라인 내원 고객 행동 분석	병원 내 대기실 체류 시간, 약국 유입량, 경쟁병원 환자 흐름 등을 정기적으로 관찰하고 분석한다	
11. 고객 경험 여정의 일관성	접수 → 대기 → 진료 → 수납 → 귀가까지 흐름이 매끄럽고 직원 간 안내나 메시지가 통일되어 있다	
12. 직원 CS 응대 기준 공유 여부	직원은 온·오프라인 고객 응대 기준 및 말투, 응대 태도에 대한 가이드라인을 공유받고 있다	

- **'예'**가 10개 이상일 경우: 옴니채널 경험이 잘 설계되어 있음. 우리 병원의 진정성을 느낄 수 있다.
- **'일부 해당'**이 많을 때: 일관성의 간극 해소가 필요. 특히 오프라인 동선과 SNS 경험 연결에 주의해야 한다.
- **'아니오'**가 5개 이상일 경우: 병원의 브랜드가 모호하게 느껴짐. 개선 노력이 필요하다.

04
스마트폰 속 고객을 병원으로 오게 하는 법

고객은 언제든지 핸드폰을 꺼내 우리 병원 리뷰에 악플을 올릴 수 있다. 오프라인과 온라인이 합쳐진 옴니채널 환경에 대한 이해가 부족하더라도 위 문장에는 반박하기 어려울 것이다. 자유롭게 온·오프라인을 이동하는 고객을 우리 병원에 내원하게 하려면 어떻게 해야 할까?

병원이 고객에게 노출되는 모든 채널에서 긍정적인 인식을 심어주어야 한다. 그러기 위해서는 고객들이 우리 병원을 어떻게 알게 되는지 알아야 한다. 오프라인에서는 병원 위치와 간판, 전단지, 지하철 광고물 같은 오프라인 홍보물을 통해 병원을 알릴 수 있다. 개원 시 나누어 주는 대일 밴드, 휴지, 부채 등의 판촉물도 있다. 대상 고객의 연령대가 높거나 지역 거점의 진료를 보는 병원이라면 오프라인 홍보는 여전히 유효하다. 고객의 연령대가 낮다면 온라인 콘텐츠를 통해 알리는 것이 더욱 효과적이다. 어디서든 손에서 스마트폰을 떼지 않는 요즘 고객에게는 온라인이 더 많은 영향을 미친다고 볼 수 있다.

문제를 알려주거나 해결하는 정보형 콘텐츠

고객들이 온라인에서 병원을 알게 되는 경우는 두 가지가 있다. 본인이 불편함을 느껴 정보를 검색하는 경우와 지루하거나 심심해서 정보를 소비하는 경우이다. 고객이 불편함을 느껴 병원을 검색해서 찾아온다고 단순화하여 설명했지만, 요즘에는 노출된 이미지와 콘텐츠에 자극받아 병원을 찾는 경우도 많다.

실제로 어느 날 나의 유튜브 알고리즘에 '피지낭종'이 떴다. 모 가수가 찜질방에서 피지낭종이 터져 없어졌다는 쇼츠를 본 후, 내 알고리즘에 '피지낭종' 관련 정보가 뜨기 시작했다. 피지낭종이 무엇인지, 어떻게 제거해야 하는지, 심지어 니들로 구멍을 내 제거하는 영상까지 계속 추천해 준 덕분에, 나는 얼굴 주변에 종종 나던 여드름이 피지낭종이라고 확신하게 되었다. 피지낭종을 제거하려면 피지를 둘러싼 주머니를 제거해야 재발하지 않는다는 것을 알게 되었고, 그래서 전문가가 있는 병원에 가서 제거해야겠다고 결심했다. 이와 비슷하게 거스러미와 쥐젖 치료법 역시 알고리즘을 통해 자세히 알게 되었고, 이 또한 병원에 가서 전문가에게 진료받아야겠다고 생각했다. 나처럼 우리 고객들도 알고리즘이 추천하는 새로운 의료 정보를 통해 병원을 방문한다.

병원에서 만드는 온라인 콘텐츠는 고객 관점에서 크게 두 가지로 나뉜다. 정보 제공형 콘텐츠와 호감 강화 콘텐츠가 그것이다. 정보 제공형 콘텐츠는 문제 해결형 콘텐츠와 문제 제시형 콘텐츠로 나눌 수 있다.

정보 제공형 콘텐츠와 문제 제시형 콘텐츠의 구분		
구분	설명	예시
문제 해결형	이미 증상이나 질환을 검색 중인 고객에게 해결 정보를 제공	"심한 피지낭종, 어떻게 치료하나요?"
문제 제시형	일반적인 불편함을 질환으로 인식하게 하는 방식	"습관성 어깨통증, 그냥 넘기면 안 되는 이유"

문제 해결형 콘텐츠는 고객이 진료받고자 하는 증상, 질병, 또는 진료 내용에 대한 지식을 얻고 싶을 때 노출되는 콘텐츠를 의미한다. 의료인의 상세하고 전문적인 설명이 중요하다. 주의할 점은 지나치게 전문적인 내용에 집중하면 설명이 다소 어렵거나 전문 용어를 그대

로 사용하는 실수를 할 수 있다는 것이다. 이 경우 정보만 제공하고 정보를 제공하는 의료진이나 병원에 대한 호감도는 떨어질 수 있다. 초등학교 2학년 아이도 이해할 수 있을 정도로 쉽게 설명해야 한다.

문제 제시형 콘텐츠는 '생로병사'와 같은 프로그램에서 흔히 사용하는 방식으로, 사람들이 일상적이고 당연하게 여기는 증상이나 불편함이 의료적으로 좋지 않다는 것을 알려주는 콘텐츠이다. '후킹'이라 하는 고객의 호기심을 불러일으키는 제목, 썸네일, 초반 이미지가 중요하며, 해당 증상을 가질 수 있는 연령대나 대상군이 넓을수록 폭발적인 반응을 얻을 수 있다. 해당 콘텐츠의 핵심은 고객이 콘텐츠를 보고 내원을 결심하도록 자연스럽게 전문성을 보여주는 데 있다.

콘텐츠는 적합한 온라인 채널에 노출될 때 효과적인데, 아래에 정리하였다.

정보 제공형 콘텐츠와 문제 제시형 콘텐츠의 활용 채널

문제 해결형 콘텐츠	문제 제시형 콘텐츠
블로그 (공식 블로그)	블로그 (리뷰 블로그 등)
유튜브와 같은 롱 폼, TV 방송	틱톡과 같은 숏폼
병원 관련 플랫폼 (○○언니, ○○○ 등)의 후기	지역 카페 게시글
홈페이지, 네이버 플레이스 소개와 후기	인스타그램 피드 나 카드뉴스

정보 제공형 콘텐츠는 고전적이지만, 병원 내원까지 이끄는 데

효과가 좋다. 상세 키워드, 지역명, 증상, 질환명 등으로 콘텐츠를 세세하게 쌓아간다면 병원의 전문성과 신뢰를 형성하는 데 긍정적이다. 그래서 많은 병원에서 꾸준히 제작하고 소비하는 콘텐츠이다.

어쩐지 마음이 가는 호감 강화형 콘텐츠

두 번째 콘텐츠는 호감 강화형 콘텐츠다. 요즘과 같이 의료서비스 질이 상향 평준화된 상황에서 병원이나 의사의 브랜딩을 목적으로 하는 콘텐츠다. 호감 강화형 콘텐츠는 밈(MEME)과 같이 현재 유행하는 영상을 모방하여 병원 구성원이 연기하거나, 일상의 생각이나 모습을 노출하는 식으로 만들어진다. 이러한 트렌드는 우리나라뿐만 아니라 전 세계적인 트렌드이므로 콘텐츠 제작에 있어서 다양한 참고 자료가 있다는 장점이 있다. 호감형 콘텐츠는 과거에도 존재했다. 병원 PR(Public Relationship) 활동은 기부활동이나 강연회 등으로 지역 주민들과 함께하는 모습을 신문이나 방송에 보도하는 식으로 진행되다가, 요즘 트렌드에 맞춰 고객과 마치 일대일 관계를 형성하는 것처럼 개별적 친밀도를 형성하는 방향으로 변형되었다.

호감 강화형 콘텐츠는 개인의 선호도에 따라 추천 알고리즘이 반응하는 인스타그램 피드와 릴스 같은 숏폼에 적합하다. 만약 설명형 롱폼 영상에서 유독 어색하고 발음이나 시선 처리가 좋지 않다면, 접근이 가벼운 숏폼으로 호감 강화형 콘텐츠를 제작하여 노출하는 것을 추천한다. 호감 강화형 콘텐츠는 노출이 잘 되고 긍정적인 이미지를 만들 수 있다면 내용에 비교적 제약이 없다. 앞서 이야기한 대로 전 세계적인 트렌드이므로 참고 자료는 무궁무진하다. 그중 우리 병원에 맞는 것을 그대로 변형해 활용해도 좋다. 그래서 춤추는 의사, 몸 개그하는 의사, 사투리 쓰는 의사들이 많은 것이다. 글로 생각을 공유하고 소통하는 쓰레드 역시 노출도가 좋다. 다만 쓰레드는 일대다 대화라는 느낌이 강하므로, 쓰레드를 통해 내원한 고객에게는 친밀감을 강화하는 응대를 준비하는 등 후속 관리가 필요하다.

호감 강화형 콘텐츠에 부정적인 생각을 가진 병원도 있다. 나는 그들에게 'SAVE the CAT'이라는 영화 시나리오 기법을 이야기해준다. 영화 초반, 관객들이 주인공에 대해 잘 모를 때 주인공이 나무에 매달린 고양이를 구하는 행동을 보여주는 기법이다. 전체적인 스토리와는 상관없지만, 주인공이 '좋은 사람'임을 나타내는 단서를 관객에게 주는 방법이다. 관객은 단서를 통해 주인공에게 공감하며 이야기에 더욱 몰입하게 된다. 호감형 콘텐츠는 이러한 '단서'를 제공하는 역할을 한다.

유행보다는 우리 병원에 맞는 콘텐츠

지방에서 정보성 콘텐츠만으로 홍보하던 병원이 있었다. 2년 안에 유사한 진료를 하는 병원들이 주변에 개원하면서 원장님의 걱정이 많아졌다. 위기의식에 원장님이 전문 업체를 섭외해 롱폼 유튜브 영상을 만들었지만, 조회수가 15회에 그쳐 효과가 미미하여 오프라인에서 전단지를 돌려야 할지 걱정하고 있었다. 그때 적극적으로 설득하여 밀져야 본전이라는 생각으로 호감형 콘텐츠를 만들었다. 물론 비용은 롱폼에 비하면 거의 들지 않았다. 필요한 것은 고화질 영상 촬영에 적합한 핸드폰과 편집툴에 익숙한 원키우미, 이 두 가지면 충분했다. 점심시간에 10분 정도 촬영하고 편집하여 올린 숏폼 영상은 조회수 1,000회를 가볍게 넘겼다. 이 영상은 빠르게 해당 지역 고객들에게 추천되었고, 숏폼 영상 하나로 문의 고객 수 증가와 실제 내원까지 이어졌다.

이 영상이 효과적이었던 이유는 인근 지역에 호감 강화형 콘텐츠를 제작하는 병원이 없었기 때문이다. 그리고 숏폼 영상은 단순히 기획된 것이 아니라, 해당 원장님의 장점인 꼼꼼함과 부드러운 인상을 최대한 강조한 콘텐츠였다. 이러한 긍정적인 이미지 덕에 내원 상담 후 치료 결정률도 30% 가까이 상승했다. 그 후로 이 병원은 꾸준히 숏폼 영상을 제작하여 게시하고 있다. 그 덕분에 원장님에게 내적 친밀감을 느끼는 고객들이 꾸준히 내원하고 있다. 무엇보다 짧은 시간에 촬영이 가능하여 원장님과 직원들의 피로도 또한 낮았다. 꾸준히 발행되는 호감형 콘텐츠와 온라인과 오프라인 캐릭터의 일관성이 이 병원의 비법이다.

우리 병원에 적합한 콘텐츠가 무엇인지 모호하다면, 아래 체크리스트를 통해 우리 병원에 적합한 콘텐츠 유형을 진단해 보길 바란다. 우리 병원 상황에 필요하다면 호감형 콘텐츠를 만들어 보자. 요즘 고객은 "백 마디 의료 상식보다, 한 마디의 유머"에 더 반응한다. 병원 또한 고객의 일상 속으로 들어가야 한다.

병원 콘텐츠 전략 체크리스트		
번호	점검문항	예/ 아니오
1	우리 병원 원장님 또는 직원들이 화면에 등장했을 때 호감형 인상 (친절, 신뢰, 단정한 외모 등)을 갖추고 있다	□ 예 / □ 아니오
2	병원 내 직원들이 대체로 밝고 유쾌한 분위기이며, 영상 촬영에 부담 없이 참여할 수 있다	□ 예 / □ 아니오
3	진료과 특성상 눈에 띄는 외과적 시술(피부·비만·성형 등)이 많아 시각적 설명이 유리하다	□ 예 / □ 아니오
4	원장님 또는 상담 직원이 고객에게 유머감각이 있다는 이야기를 자주 듣는다	□ 예 / □ 아니오
5	병원의 타깃 고객은 20~40대 여성 중심이며, 인스타그램·유튜브 등을 자주 활용하는 MZ세대다	□ 예 / □ 아니오

6	진료 내용이나 수술과정이 전문성이 높으며, 증상에 대한 '정보'에서 병원에 비해 경쟁우위가 있다	□ 예 / □ 아니오
7	블로그, 유튜브 등 장문의 콘텐츠를 제작해본 경험이 있고, 의료진이 설명을 잘하는 편이다	□ 예 / □ 아니오
8	병원 인지도가 낮아 브랜드 인상 개선이나 의사 개인 브랜딩이 반드시 필요한 상황이다	□ 예 / □ 아니오
9	현재 블로그나 유튜브 채널이 있지만 반응이 낮거나, 신규 콘텐츠 기획이 필요하다고 느낀다	□ 예 / □ 아니오
10	우리 병원은 환자와의 감성적 연결(따뜻함, 진정성, 공감 등)을 콘텐츠로 보여줄 수 있다	□ 예 / □ 아니오

진단결과 가이드

분류	문항 번호
정보제공형 콘텐츠 중심 전략 (검색 노출, 신뢰 중심)	3, 4, 6, 7, 8, 10
호감강화형 콘텐츠 적극 활용 권장 (숏폼, 릴스, 밈 등 브랜딩 중심)	1, 2, 4, 5, 8, 9, 10

진짜 중요한 것은 '순이익'이다

2개월 만에 매출 3배 성장, 2억 달성!!

병원의 매출 성장을 강조하는 마케팅 회사의 광고 문구를 심심치 않게 본다. 마케팅은 비용이다. 고객이 우리 병원에 문을 두드리게 하기까지 마케팅 대행을 시키거나 원내 인하우스 마케팅 팀이 있든 모두 비용이다. 병원 경영에서 가장 중요한 것은 매출이 아니다. 매출에서 마케팅 비용과 임대료, 인건비, 재료비 등 다양한 고정비를 제외한 병원의 순이익이 가장 중요하다. 아무리 매출이 3배 성장했더라도, 그만큼의 비용이 많이 나가고 있다면 그 성장은 의미가 없다. 한참 DB 마케팅이 유행하던 시기, 초저가 랜딩 이벤트 페이지 등으로 고객 DB(개인정보)를 수집하였다. 그리고 수집한 DB를 활용해 매출이 반짝 올랐던 병원들이 정상가 상품을 판매하지 못하고, 자체적인 성장 없이 주저앉았던 이유는 순이익에 대해 생각하지 않고, 단기 매출에만 집중했기 때문이다.

순이익을 올려보자

순이익이 높을수록 병원의 경영 상태는 건강하다. 아무리 매출이 높아도 마케팅 비용이 크다면 병원의 순이익은 적어지고, 경영은 악화될 뿐이다. 이는 기본적인 경영 원칙이다. 매출 유지를 위해 내부 피로도가 누적되면 병원과 구성원 모두 오래 생존하기 힘들어진다. 순이익은 낮은 데 매출에 대한 기회비용은 크다. 그러므로 마케팅 비용은 고정비 정도로 생각해야 한다. 마케팅을 많이 해서 고객을 모으겠다는 생각은 위험하다.

순이익을 높이기 위한 첫 번째 단계는 초진 고객 전환율을 높이는 것이다. 병원에 문의나 예약을 한 고객이 우리 병원에서 진료를 받도록 하는 것이다. 종종 마케팅 회사의 요청으로 병원의 CX 개선 활동을 지원할 때가 있다.

"밑 빠진 독에 물 붓기 하는 것 같아요. 문의는 많은데 매출이 안 나온다네요."

오죽 답답했으면 나를 찾았을까? 문의가 많다는 것은 그만큼 마케팅을 잘했거나 가격이 저렴하기 때문일 수도 있다. 어찌 됐든 비용이 적지 않게 나간다는 뜻이다. 우선 병원의 전화(규모가 작은 곳은 접수), 상담 파트부터 살펴본다. 현장 조사를 해보면 병원에서 문의 수를 구체적으로 측정하지 않는 경우가 종종 있다. 규모가 작은 병원들은 콜센터를 운영하거나 별도의 인력을 두지 않아서 문의 수에 대한 측정이 더욱 느슨하게 이루어진다. '하루에 몇 건의 문의가 있나요?'라고 질문을 하면 앱이나 기록이 남는 것은 답변을 하지만 전화의 경우는 '그렇게 없어요'라고 답하는 경우가 많다. '전화는 예약을 원하는 분 들이여서 대부분 예약을 바로 잡아드려요.'라고 답한다. 그들이 거짓말을 하는 것은 아니다. 다만 현업에 바빠서 정확히 파악이 안 되기 때문에 하는 답변이다.

문의하고 예약하고 내원하였는가?

우리병원이 이런 상황이라면 우선 2주 정도의 기간을 두고 문의 수를 측정해야 한다. 그리고 그중 고객이 예약을 한 수와 예약하고 내원한 수를 각각 측정한다. 예를 들어 문의를 15명이 했는데 예약은 그중 8명이 했고, 내원은 4명이 했다면 아래와 같이 나온다.

문의에서 내원까지 전환율			
	문의 수	예약 수	내원 수
수	15	8	2
단계별 전환율	-	53.3%	25%
문의내원 전환율	-	-	13.3%

문의 수가 적다면 우선 현재 우리 병원에서 온라인으로 제공하는 콘텐츠가 고객에게 잘 노출되고 있는지 점검한다. 그다음에는 호감도가 있는 콘텐츠인지 점검한다. 문의 수는 적정한데 예약한 고객 수가 적다면 전화 응대 멘트를 점검한다. 일반적으로 SNS 마케팅, 강남언니나 바비톡과 같은 플랫폼 이벤트 문의 등으로 고객이 DB를 남긴 경우, 아웃콜 시 응답률이 크지 않다. 고객이 DB를 남겼을 때 바로 응대하지 않으면 요즘 고객들은 바로 잊어버린다. 나 역시 크몽이라는 프리랜서 재능 플랫폼에 입점해 있는데, 문의에 즉답하지 않으면 고객이 바로 이탈한다. 이때 중요한 것은 반응 시간이다. 고객이 문의나 DB를 남겼을 때 최대한 바로 답변해야 한다. 각 채널별로 기준은 다르지만, 전체 문의에서 50% 미만의 예약률을 보인다면 전화 응대 시 응답 시간을 확인하고, 그다음으로 응대 시 직접적인 내원 유도 멘트를 사용하는지 확인해야 한다. 또한, 우리 병원의 장점을 어필하고 있는지 확인해야 한다.

내원 유도 멘트는 "지금 예약을 잡아드릴까요?" "언제 내원이 가능하세요?"와 같이 구체적으로 고객이 내원 일정을 정할 수 있는 멘트가 필수로 들어가야 한다. 방문 예약을 병원 이벤트 페이지나 뷰티 시술 플랫폼을 통해 진행한 경우, 병원에서 고객에게 아웃콜을 걸어 예약을 확정해야 한다. 이때는 고객의 예약 정보 확인뿐 아니라 병원에 내원해야 하는 이유와 우리 병원만의 장점을 충분히 어필해야 한다. 이러한 병원 장점 어필은 내원율에 영향을 미치므로 아래의 경우를 살펴보자.

고객: 울쎄라 300샷 10만 원 맞나요?

직원: 네, 300샷 10만 원 맞습니다. ○월 ○일 ○○시로 예약되셨습니다. 그날 뵙겠습니다.

위의 응대 멘트는 개원 특가로 300샷 이벤트를 진행한 병원에서의 아웃콜 담당 직원이 진행한 멘트이다. 이때의 내원율은 50%대였다. 노쇼 고객이 많으니 이 병원에서는 예약금을 받아서 이행률을 높이고자 하였다. 그 전에 위의 응대를 아래처럼 바꾸었다.

직원: 맞아요. 저희가 파격적인 이벤트로 울쎄라 리프팅 100샷을 13만 원부터 시작합니다. 실례가 되지 않는다면, 연령

대가 어떻게 되실까요?

고객: 35살인데요.

직원: 그러시구나. 혹시 울쎄라를 받아 보신 적 있으실까요? 있으시군요. 울쎄라는 얼굴과 피부 상태를 보고 정확한 샷수가 결정되기 때문에 오서서 상담을 받아보시는 게 좋습니다. 원장님이 한참 전성기라서 이벤트 시술 만족도가 높습니다. 특히 이번 금액은 저희 직원들도 충격받았을 정도라서 예약하신 날 꼭 내원하시어 상담받고 견적 확정 받으시는 것을 권해 드려요. 제 친구들도 와서 견적 받고, 실제로 시술도 많이 받았어요.

아웃콜 멘트에서 고객이 굳이 묻지 않아도 병원에 내원하여야 하는 이유와 우리 병원만의 장점을 어필하도록 하였다. 투머치 토커 같아서 부담스럽다고 느끼는가? 아니다. 멘트를 바꾸고는 내원율이 80% 가깝게 올랐다. 물론 다양한 요인이 작용하였겠지만, 고객에게 내원 약속의 가치를 어필하는 것은 필요하다.

치료에 동의했는가?

이제 내원한 고객은 진료와 상담을 통해 치료 여부를 결정한다. 이것을 고객 치료 동의율이라고 한다. 치료 동의율은 병원 이용 경험 만족도를 평가하는 척도이다. 동의율이 70% 이하라면 적극적으로 진료 및 상담 경험을 개선해야 한다.

우선 병원을 인지하는 단계에서 실제 병원 경험과 차이가 크지 않은지 확인하자. 인지 단계에서 형성된 병원 이미지와 실제 방문 시 경험하는 시설이나 응대 서비스의 차이가 크면 고객은 병원을 신뢰할 수 없어 쉽게 동의하지 않는다. 진료 및 상담의 전문성, 가격의 적정성, 구성원들의 친절도 역시 영향을 미친다. 이처럼 다양한 요소들이 고객 치료 동의율에 영향을 미치므로 우리는 치료 동의율에 민감하게 반응해야 한다. 치료 동의율을 높이려면 진료실과 상담실의 응대가 중요하다. 해당 내용은 2장에서 더 깊이 다루어보겠다.

우리 병원을 다시 이용할까?

병원 순이익 측면에서는 초진 고객 치료 동의율보다 더 중요한 것이 있다. 바로 초진 대비 재진율이다. 일반적인 서비스업에서는 신규 고객과 재방문 고객으로 나뉘는데, 보통 재방문 고객의 비율이 20% 미만이면 충성 고객이 없다고 보고 마케팅 비용이 많이 들어 경영상 불리하다고 한다.

병원도 유사하다. 병원의 초진 고객 매출 의존도가 높으면 마케팅 의존도가 높아지고 순이익은 낮아진다. 우리 병원을 한 번이라도 이용했던 고객의 재방문율이 과별로 다르지만 50% 이하라면 순이익 문제뿐 아니라 병원 서비스 질에 대한 점검이 필요하다고 본다. 재진이야말로 병원 순이익에 가장 크게 기여한다. 병원을 한 번 이용한 고객이 만족하여 다시 내원해 진료를 받으면서 발생하는 수익은 모두 순이익이 된다. 병원의 재정이 건강해지려면 초진 고객을 재진 고객으로 만드는 것만큼 중요한 일은 없다. 우리가 집중해야 할 것은 초진 고객을 재진 고객으로 만드는 것이다. 다음 장에서는 초진 고객을 재진 고객으로 만들기 위해 무엇에 집중해야 하는지 이야기하겠다.

고객은 '경험'을 산다

대학교 시절 나는 꽤 인기가 많은 여학생이었다. 과거에 잘나가지 않은 사람은 없겠지만, 남학생 비율이 90%에 육박하는 모교를 다닌 덕분에 나의 인기는 20대 초에 절정이었다. 이 시절 밀려오는 데이트 신청에 두 가지 룰을 만들었는데, 첫 번째는 데이트 승낙에 대한 룰이었다. 일단 데이트 신청이 들어오면 그 남학생의 외모와 느낌 정도만 보고 승낙 여부를 빠르게 결정했다. 이때는 최대한 오래 고민하지 않았다. 어차피 제대로 대화도 안 해보고 외모만 보고 대시해오는 남학생들이 많았기 때문이다. 내가 일일이 그들을 파악할 수도 없을뿐더러 에너지를 쓰고 싶지 않았다. 물론 이때 데이트를 신청한 남학생의 외모나 평판이 좋으면 일정을 최대한 앞당기긴 했다. 두 번째 룰은 진짜 판단은 첫 데이트를 한 후에 한다는 것이었다. 데이트 시, 상대의 말과 행동을 보고 성격을 유추해 나와 잘 맞을 것 같은 남학생들을 선별했고, 그들의 애프터만 승낙했다.

우리 고객은 누구인가?

갑작스러운 과거 고백에 놀랐는가? 내가 이렇게 과거의 경험을 이야기하는 데에는 이유가 있다. 이성에게 데이트 신청을 받고 데이트 후 애프터를 수락하기까지의 과정이 고객이 병원에 첫 방문 후 이 병원을 다시 이용할지 고민하는 심리와 유사하기 때문이다. 서툰 남학생처럼 서툰 병원들이 종종 초진 고객의 내원을 첫 번째 데이트가 아닌 사귄 첫날로 오해한다는 것도 비슷하다. 자 그럼 우리의 고객이 흔쾌히 우리의 에프터를 받아들이게 하려면 어떻게 데이트 코스를 짜야 하는지 알아보자.

너무나 당연하겠지만 고객에 대해 많은 정보를 가지고 있을수록 우리는 맞춤 코스를 짤 수 있다. 고객에 대한 정보를 최대한 많이 알고 활용하여 고객이 좋아할 수밖에 없는 응대나 서비스를 준비한다면 우리는 쉽게 고객의 마음을 얻을 수 있을 것이다. 이것은 고객경험 디자인에서 페르소나(Persona) 설정 단계라고 한다.

초진 고객 페르소나 분석_피부과	
항목	**내용**
이름 (가상의 이름)	주○○
연령	30대 중반
성별	여성
직업 / 소득 수준/ 거주 지역	그래픽 디자이너 / 연봉 6,000 정도/ 판교 근무
라이프 스타일	바쁘다 바빠 현대인, 워킹맘
병원 선택 우선 순위	야간진료 유무 시술결과 안정성 비용
병원 방문 가능 빈도	주 1회 야간진료시
예약 및 문의 채널	강남 ○○로 후기보고 예약
성격유형 (MBTI 활용)	I형
병원 방문 목적	또래에 비해 노화가 빠른듯 해서
관심 진료/ 치료	피부 탄력을 주는 리프팅 잡티를 없애는 미백 피부관리
선호 커뮤니케이션 방식	무조건 문자 선호

이렇게 고객에 대해 자세히 파악하고 있을수록 우리는 고객에게 우리 병원에서 어떤 경험을 주면 좋을지 방향을 잡기 쉬워진다. 오해하지 말아야 하는 건 모든 고객을 맞춤으로 진행하라는 것이 아니다.

나는 병원에 페르소나를 설정할 때 단일 페르소나보다 적어도 2~3인 정도를 설정한다. 1차로 우리 병원을 선호하여 이미 초진 내원한 고객들을 페르소나화한다. 그다음에는 지금은 우리 병원에 많이 찾지는 않지만 병원 성장에 도움이 될 만한 고객을 페르소나화한다. 이렇게 고객이 구체화되었다면 이들이 바라는 이상적인 병원에서의 경험을 그려 보아야 한다. 위의 주○○고객의 경우, 해당 고객은 병원에서 야간에 진료를 받으러 와 대기 없이 쾌적하게 진료받기를 원한다는 것을 유추할 수 있다.

첫 만남은 접근 동기를 자극하라

중요한 것은 초진 고객들이 원하는 경험을 제공하기 위해 특별히 더 노력해야 한다는 것이다. 초진 고객들이 경쟁 병원 말고 우리 병원을 선택하게 하려면 그들의 접근 동기를 자극해야 하기 때문이다. 접근 동기는 무언가 더 좋은 것이 있을 것이라는 기대로 행동하게 하는 것이다. 그래서 첫 데이트 때 조금 무리해서라도 상대에게 최대한 매너 있는 모습을 보이고 분위기 있는 카페에 가는 것이다.

일반적인 의원급 병원의 초진 고객 여정은 첫 방문 시 접수, 대기, 첫 진료, 상담, 수납, 배웅 순으로 이루어질 것이다. 이 경험에서 고객의 감정은 불안과 기대가 팽팽하게 균형을 이루는 방문 순간부터 병원을 경험할수록 불안은 해소되고 기대는 높아지며, 진료 후에는 확신을 가질 수 있도록 디자인되어야 한다.

내가 근무했던 성형외과 병원에서는 초진 고객의 접근 동기를 자극하기 위해 잘생긴 바리스타가 커피를 서빙했다. 그리고 초진 고객의 동선을 별도로 관리했는데, 대기 공간에서도 병원 홍보 영상이 가장 잘 보이는 자리나 외부 뷰가 가장 좋은 자리로 안내했다. 고객이 멍하니 대기하지 않도록 대표 원장이 쓴 책을 권하고, 초진 고객은 되도록 재진 고객과 분리하여 대기 없이 진료를 볼 수 있도록 배려했다. 모든 고객을 평등하게 생각하여 동일하게 응대한다면 그건 착각이다. 첫 데이트를 경험하고 앞으로의 데이트를 가늠하듯, 고객은 첫 내원 시 경험한 서비스로 우리 병원의 재방문 여부를 결정한다. 지금도 별로인데 앞으로 좋아질 거라는 기대로 다음을 기약하는 사람은 없다. 첫 내원 경험을 최대한 좋게 만들어야 한다.

고객은 '경험'을 산다.

병원의 원장들이 흔히 하는 착각 중 하나는 병원이 의료서비스를 제공하는 곳이므로 원장의 의술이 탁월하면 고객이 그 가치를 알아보고 선택한다는 것이다. 이 말은 반은 맞고 반은 틀렸다. 내가 이 글 맨 앞의 사례에 20대 시절의 나를 소환한 데에는 이유가 있다.

우리 고객은 20대의 대학생의 수준과 유사하다. 연애하고 싶지만 누가 자신의 연애 상대로 적합한지 잘 모르는 것처럼, 고객은 좋은 의료 서비스를 이용하고 싶어 하지만 실은 무엇이 좋은 의료 서비스인지 잘 판단하기 어렵다. 물론 고객이 의료서비스를 꾸준히 경험하면 좋은 의료서비스를 알아보는 안목이 생기기도 하지만, 대부분의 고객은 그렇지 않다. 그래서 객관적인 기준이 아닌 주관적인 느낌으로 선택하는 경우가 많다.

실제로 정형외과 병원에 원장님 두 분이 계셨는데, 술기에는 차이가 있었다. 하지만 술기 차이와는 다르게 고객들의 선택을 더 많이 받는 원장님은 상냥한 분이었다. 고객들은 뭉뚱그려 '상냥한 분'이라고 이야기했지만, 달리 말하면 진료 시간 동안 고객에게 더 나은 경험을 제공한 원장이었다. 적절한 아이컨택, 적당한 속도의 말투, 유쾌하고 자신감 넘치는 태도 등이 고객의 선택에 영향을 주었다. 이는 건강보험심사평가원에서 2017년부터 시행하는 환자경험 평가 문항을 통해서도 알 수 있다. 문항 어디에도 고객에게 '치료 효과'를 묻지 않는다.

고객은 우리 병원에서의 경험을 산다. 초진 고객에게 어떤 경험을 제공하느냐에 따라 병원의 재진율과 순이익이 달라진다. 그렇다면 우리 고객은 어떤 경험을 좋은 경험이라고 생각할까? 계속 알아보자!

경험의 온도를 높여라

몇 년 전부터 유튜브에서 병원을 이용하는 환자, 의사, 그리고 병원 직원을 따라 하는 유머 영상을 심심찮게 보게 된다. 특히 치과, 성형외과, 피부과가 많이 재연된다. 해당 과를 이용해보지 않은 사람이 많아 친근하기에 그만큼 많은 패러디가 되었을 것이라고 생각한다. 그럼에도 이 영상들의 공통점이 호감보다는 비호감으로 보인다는 점은 쓸쓸함을 느끼게 한다.

특히 피부과 실장이나 성형외과 실장으로 표현되는 상담실장들에 대해서는 정형화된 모습이 많이 보인다. 시술에 대해서 전문적인 설명보다는 금액을 안내하는 데에만 급급하거나 저렴한 시술을 하려 하면 하나라도 더 시술을 많이 하게해서 금액을 올리려고 애쓰는 모습, 고객 앞에서 활짝 웃으며 있다가 상담이 성공적으로 마무리가 되지 않으면 정색을 하는 등으로 지나치게 매출에 연연해 하는 모습이 담긴다. 왜일까? 상담 실장은 진료 전후 고객의 니즈를 파악하고, 어려운 의료 정보를 고객 입장에서 쉽게 이해할 수 있도록 풀어서 설명하여 고객의 이해를 돕는다. 이를 통해 의료진과 고객의 시간을 절약하여 병원 운영을 효율적으로 만드는 직군이다. 상담실장이 어떻게 생겼는지 참고하고 싶다면 마동석 주연의 영화 '압구정'을 보면 좋다.

치과에서 시작한 병원 코디네이터 역시 고객과 병원의 조정자 역할을 수행하기 위해 '코디네이터'라는 직함을 만들었다. 이들은 고객을 돕는 역할을 한다. 고객의 입장을 가장 잘 이해하고 고객과 가장 많이 소통해야 하는 직군이다. 자연스럽게 그들과 고객의 소통 질에 따라 매출이 많은 영향을 받게 되었다. 그러니 본질은 사라지고 지금은 병원 입장에서 영업하는 직군으로 변해 버렸다.

차가운 병원

부정적인 시선은 오해가 아니기도 하다. 몇몇 병원에서는 과잉진료와 고객을 기만하는 형태의 영업을 종종 하기도 한다. 과열된 경쟁의 부작용으로 치부하기에는 그 범위가 크고, 그저 매출만 쫓는 감정 없는 응대가 곳곳에 있다.

"그 사람은 왜 있는지 모르겠어?"

며칠 전 병원을 다녀온 지인이 진료받고 온 병원의 실장을 가리키며 한 말이다. 실장이 원장이 했던 말을 그대로 반복하며, 생기 없는 눈빛으로 자신이 한 질문에 제대로 답변도 안 했다고 한다. 전문성은 없어 보이는 데다 공감도 없이 계속 자신의 문제점만 지적하며 총 견적을 부풀려 결제를 재촉했다고 한다.

지인은 실장이 자신을 돈으로만 생각하는 것이 느껴지니 그 병원에 대한 모든 정이 떨어졌다며, 추가로 '실장들은 그렇게 계약을 한 건이라도 따면 인센을 많이 받나 봐?'라고 나에게 질문을 하였다. 지인의 말은 내가 고객 인터뷰를 할 때, 상담만 받거나 초진만 받고 재진 고객이 되지 않은 고객들에게 종종 듣던 말과 같았다.

고객들은 점점 정을 붙일 곳을 잃어간다. 병원이 차갑고 돈만 밝히는 곳이 되어 버렸기에 고객들은 자신을 진정으로 돌봐 줄 병원을 찾는다. 초진만 여러 군데 받는 의료 쇼핑객이 되는 데에는 이런 이유가 있는 것은 아닐까?

앞서서 병원의 서비스 캐파며 병원의 최적의 매출, 병원의 현재 성장 주기를 이야기를 하였지만 실은 병원 운영에서 가장 중요한 것은 이러한 산술적인 것들이 아니다. 영어로 병원을 뜻하는 Hospital이 '환대'를 뜻하는 Hospitality와 어원이 같다는 점은 시사하는 바가 크다. 아픈 병자와 노인을 위해 선의와 환영으로 손님을 맞이하는 곳이 병원이었던 것이다.

전라남도 영광 재래시장 옆에는 환자가 문을 열고 떡과 과일을 나누어 먹는 병원이 있다. 인간극장에 소개된 해당 병원 영상 댓글을 보면 현재 고객들이 어떤 병원을 가고 싶어 하는지 알 수 있다.

'지구상에 하나밖에 없을 병원. 전세계에 다 보여주고 싶은 자랑스러운 진짜 병원', 이게 2025년도 인간극장이라니. 이런 일이 2025년에 가능하다니 감동감동감동!!!'

특히 2025년을 강조한 댓글은 현재 고객들이 병원에 대해 어떤 선입견을 가지고 있는지 알 수 있게 한다. 해당 병원은 최신 의료 장비나 현란한 의술이 행해지는 곳은 아니지만, 병원에서 만든 팥죽을 방문객들에게 제공한다. 주변 시장 상인들을 찾아가 팥죽을 나누는 모습에서 해당 병원이 지역 주민들과 사람 대 사람으로 관계를 이어 나간다는 것을 알 수 있었다.

체온을 기억하며

TV에 나오는 사례는 지나치게 이상적이어서 현실과 거리가 멀게 느껴진다. 내가 애정을 가지고, 우리 가족이 꾸준히 찾는 병원들은 모두 이런 따스함을 가지고 있다. 다만, 부끄러운지 살짝 숨기고 있을 뿐이다. 이 글을 읽는 독자들도 마음속에 따스함을 가지고 있다고 생각한다.

치열한 환경에서 생존과 직결된 매출을 생각하다 보면 따뜻함은 힘이 약해진다. 서은국 작가는 '행복의 기원'에서 경제 수준과 상관없이 돈을 사랑보다 중요하게 생각할수록 행복도가 낮아진다고 하였다. 이는 병원에서 고객을 대하는 업무에도 해당되는 결과인 듯하다. 고객을 돈으로 대할수록 일에 대한 만족감과 보람은 멀어지고, 점점 차갑게 고객을 대할 수밖에 없다.

원키우미는 개원 컨설팅을 시작할 때 가장 먼저 병원의 미션(Mission, 사명)을 단단하게 세우고 간다. 고객사에 예시 겸 벤치마킹 자료로 병원들의 미션과 비전을 제공하였다. 병원의 미션은 늘 '지역사회의 건강 또는 보건'과 관련이 있고, 종합병원은 '인류에게 이바지'하기 위해 존재한다고 쓰여 있다. 이처럼 추상적이고 황당하기까지 한 미션은 개원하는 병원에도 꼭 필요하다. 왜냐하면 이 미션은 우리가 선택의 기로에 서 있을 때, 눈앞의 돈에만 급급하여 고객을 돈으로만 볼 때 나침반이 되어 올바른 방향을 알려주기 때문이다. 그렇다고 해서 지금 우리 병원에 미션이 없다고 걱정하지는 말자. 다른 나침반 하나를 알려주겠다.

눈을 감고 가볍게 두 손을 얼굴에 가져가 보자. 손에서 전해지는 체온이 얼굴에 전달된다. 평소에는 느끼지 못했던 나의 체온이 그저 얼굴에 가깝게 닿았다는 이유만으로 느껴진다. 이 체온을 기억하자. 우리 고객이 병원에서 가장 원하고 그리워하는 것은, 사람의 체온을 닮은 미지근한 따뜻함이다. 어릴 적 어머니가 이마를 짚어주셨을 때의 그 체온. 항상 이 체온의 따뜻함을 기억하기를 바란다. 따뜻함이 우리의 말과 행동에 묻어나올 때, 고객은 자연스럽게 우리를 찾아올 것이다. 다음 장에서는 고객에게 건네는 말에 따뜻함을 표현하는 방법을 자세히 알아보자.

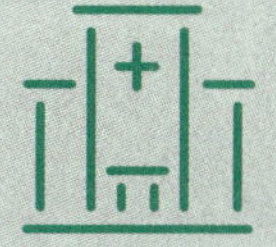

2장

병원은 결국
'말'로 운영된다

01

고객은 병원의
'말'을 기억한다

건강검진은 필요하지만 즐거운 경험은 아니다. 위내시경까지 진행하면 3시간 정도 검진센터에 머물면서 몸 구석구석을 검사한다. 특히 회사에서 제공하는 건강검진은 1년에 한 번씩 받게 되어, 오랜만의 휴가를 검진만 받고 날려버리는 경우도 있다. 처음에는 이것저것 검사받는 것이 신기했지만, 마치 실험용 쥐처럼 여기저기 촬영하고 주사로 찌르며 내 몸속을 들여다보는 것은 지루하고 때로는 고역이다.

거의 10년간 1년에 한 번씩 건강검진을 받으며 서울의 몇몇 검진센터에서 검진을 받아보았다. 그중 S 의료원의 건강검진은 완벽하다. 수검자의 편의를 최대한 반영한 대기 공간, 팔찌를 통한 검사 대기

등록, 최적화된 동선 안내 프로세스까지 불편함이 없도록 촘촘하게 설계되었다. 특히 남녀 검진센터가 분리된 점이 좋고, 환복 후 검진실 입구 바로 앞에 화장실이 있는 점도 편리하다. 입장 직후 소변검사를 받도록 한 타이밍은 감탄할 만하다. 여성용 소변컵은 전용 컵이어서 손에 소변이 묻을까 걱정하지 않아도 된다. 이 소변컵이 너무 좋아서 컨설팅하는 병원에서도 구매하려 했지만, 일본제품이라 판매처를 찾지 못해 포기했었다. 이런 S 의료원이기에 되도록 빠르게 예약하여 늘 이곳에서 검진을 받으려 한다.

반복되는 검사 속 차이

그런데 이렇게 편하고, 완벽에 가까운 동선을 제공하는 S의료원을 이용하면서 인간적으로 '정말 친절하다.'라는 느낌을 받은 적은 드물었다. 그러다 2년 전부터 검사를 진행하는 검사자들의 응대가 바뀌면서 정말 친절하다고 느끼기 시작했다. 경험해 보신 분들은 알겠지만, 종합검진을 하는 병원들은 많은 검사자를 빠른 시간 내에 검사해야 하므로 매뉴얼로 정해진 멘트만을 반복적으로 사용하게 된다. 예를 들자면 아래와 같다.

[채혈실]

A: 채혈하겠습니다. 팔 여기 내려놓으시고요. 따끔합니다. 네.
다 되었습니다.

귀가할 때 롤케이크를 주며 고객의 환심을 사려는 병원들의 멘
트도 축소되어 있다. S 의료원의 바뀐 멘트를 살펴보자.

A: ○○○○검사와 ○○○를 알기 위해서 채혈을 하겠습니다.
○○○님, 어느 쪽으로 채혈을 진행할까요? 여기 팔 내려놓
으시고요. 따끔합니다. 검사에 필요한 충분한 양의 피를 뽑
습니다. 손이 저리거나 불편하시면 이야기해 주세요.

위의 채혈 상황뿐만 아니라 모든 검사자들이 어떤 검사를 하는
지, 무엇을 알 수 있는지 설명해 주었고, 가능하다면 바로 결과를 알
수 있는 초음파, 인바디, 청력 검사의 경우, 결과를 간략하게 이야기
해 주기 시작했다. 이렇게 응대가 바뀌니 나는 더욱 S 의료원 검진센
터의 팬이 될 수밖에 없었다.

그러다가 올해에 예약을 늦게 하여 K 병원의 검진센터를 이용하
게 되었다. K 병원은 그랬다. 규모도 크지 않고, 오래전에 지어진 건물
이라 동선과 프로세스는 효율과는 거리가 멀었다. 컴퓨터를 사용하

지만 인력이 직접 확인하고 타이핑하며 고객의 동선을 정리한다. 당연히 처리 속도가 느리고 그에 따라 발생하는 대기 시간이 있었다. 그런데 각 검사실의 응대가 인간적이다. 유방암 검사 시 통증과 불편함에 대한 따뜻한 말, 초음파 검사 후 주섬주섬 검진복을 추스르는 나를 위한 여유 있고 친근한 제스처, 심폐기능 검사 시 숨이 딸리는 나의 힘듦을 알아주고 정확한 검사를 위해 한 번만 더 해보자며 나를 격려하는 말들에서 이전 병원에서는 느껴본 적 없는 따뜻함을 느꼈다. 나에게는 따뜻함이 효율을 이겼다. 검사를 마치고 병원 문을 나서며 내년에도 이곳에서 검진을 받아야겠다고 결심했다.

내 기억 속 첫 번째 병원

초등학교 시절, 우리 집 앞에는 소아과가 있었다. 지금도 피부가 건조하지만, 당시 편식이 심해 영양상태가 그다지 좋지 않았던 어린 나는 겨울에는 피부가 하얗게 일어나 갈라지곤 했다. 초등학교 5학년 정도가 되자 혼자서 아파트 상가에 있는 소아과를 다니기 시작했는데, 어느 날 대기실에 앉아 있는 나에게 간호사 선생님이 오셔서 볼에 크림을 발라 주셨다.

"피부가 텄네, 로션과 크림을 발라줄게. 이러면 덜 따가울 거야"

하면서 볼에 발라주던 연고 같은 피부 크림의 향이 아직도 생생하다.

지난 과거 이야기를 하는 이유는 이 기억이 나에게 인상적으로 남아있기 때문이다. 이 일로 나는 병원이라는 곳을 좋아하게 됐다. 병원에서 일을 시작할 때, 나도 그때 그 선생님처럼 병원을 찾아온 고객들에게 따뜻하게 대해주고 싶었다. 사소하다면 사소한 일이었지만 큰 영향을 미친 것이다.

우리 고객들도 그렇지 않을까 생각한다. 앞서 이야기한 검진센터의 예도 그렇고, 나의 초등학교 시절 사례에서도 병원에서 검사, 진료를 받고 약을 처방받고 치료를 받았을 때, 결국 기억에 남는 것은 병원에 있던 누군가가 나에게 건넨 말 한마디와 인간적인 관심이다. 실제로 고객들에게 어떤 병원 경험에 대해 물어보면, 고객들이 병원에 대해 긍정적 혹은 부정적으로 인식하는 데 접점에서 들은 '말'이 큰 영향을 미친다는 것을 알 수 있다.

말이 만드는 '마법'

주로 긍정적인 영향을 미친 말에 대해 앞서 이야기했지만, 병원 경험에 대한 고객들의 주된 감정은 특정 접점에서 들은 '썩 기분 좋지 않은 말'로 결정되기도 한다. 프로세스가 완벽하고, 대기가 없고,

하드웨어가 편리해도 누군가의 '말' 한마디에 병원의 좋은 이미지는 희석되기 마련이다.

유독 차갑게 느껴졌던 검사 담당자의 말, 의사의 딱딱한 진단, 길고 지루했던 설명, 어려워서 기억할 수 없었던 생소한 용어가 가득했던 말, 무책임하게 느껴진 말들은 병원 경험을 부정적으로 만든다. 반면 쉽고 유머러스해서 기억에 남는 말, 위로해 주던 말, 치료 결과에 희망을 주었던 말처럼 다소 부족한 병원 시설이나 프로세스를 긍정적으로 느끼게 하는 마법을 일으키기도 한다.

고객 경험에 완벽은 없다. 더 나은 인테리어, 더 좋은 의료 장비, 더 나은 진단 프로그램 등 더 좋은 것들은 계속 등장한다. 고객은 새롭고 좋은 것에 금방 적응하고 무덤덤해진다. 하지만 병원 안에서 들은 말은 고객들에게 좋은 감정을 만들어주고 지속적으로 고객이 우리 병원에 오고 싶게 만든다.

02
‘금성’에서 온 고객
‘천왕성’에서 온 우리

‘화성에서 온 남자, 금성에서 온 여자’란 책을 아시는지? 관계 상담가인 존 그레이의 저서인 이 책은 남녀 관계의 바이블로 불리는 책으로, 나 역시 싱글 시절엔 연애를 잘하기 위해서, 결혼하고는 좋은 부부 사이를 유지하기 위해 읽은 책이다. 남자, 여자의 사고방식과 행동 패턴의 차이를 각각 화성과 금성이라는 전혀 다른 행성에서 왔다고 표현한 제목처럼, 책의 내용은 서로의 차이를 인정하고 받아들이는 데 초점이 있다.

병원 안에서도 남자와 여자처럼 전혀 다른 사고방식과 행동 패턴을 가진 두 존재가 있는데, 바로 고객과 병원에서 근무하는 의료 서비스 전문가이다. 나는 이 둘의 차이를 금성에서 온 고객, 그리고 화성보다 먼 천왕성에서 온 우리라고 표현한다. 이 둘의 차이를 아는 것은 남녀 사이의 차이를 인정하고 받아들이는 것만큼 중요하다.

금성에서 온 고객

금성에 대해 알고 있는가? 금성은 우리의 태양계에서 가장 뜨거운 별이다. 태양에서 두 번째로 가까운 거리에 있기도 하지만, 두꺼운 대기층과 470도 씨에 육박하는 용암을 닮은 표면은 금성의 척박한 환경을 보여준다.

이러한 환경에서 우리 고객이 왔다고 표현하는 데는 이유가 있다. 이는 금성의 뜨거움을 우리 고객들이 닮았기 때문이다. 고객들은 병원에 왔을 때, 질병이나 불편함 때문에, 또는 자신의 건강과 몸에 발생한 일 때문에 감정적으로 격양되어 있는 경우가 많다. 신체적으로 낯선 불편함과 원인도 모르고 어떻게 해야 할지 몰라 막막한 마음이 크다. 해당 감정은 슬픔으로 보이기도 하고, 약간의 화난 감정으로 느껴지기도 한다. 절망감이나 답답함으로 표현하기도 한다. 이 글을 읽는 독자 중에는 피부미용 시술과 같이 선택적으로 필요에 의해 내원하는 고객의 경우, 질환이 있는 환자가 아니므로 감정적으로 격양되지 않는다고 반문할 수 있다. 하지만 선택적 진료를 받으러 오는 고객이 많은 성형외과나 피부과의 고객 역시 불안감을 느끼며, 해결책을 찾고자 한다. 그리고 의료 전문가에게 의지하고 싶어 하는 감정 상태라는 점은 다르지 않다.

천왕성에서 온 우리

천왕성에서 온 '우리'는 금성에서 온 고객의 반대편, 즉 태양계 끝 햇빛이 들지 않는 천왕성에서 온 존재를 의미한다. 진료실에서 의사와 환자의 소통은 이성적이고 진단 위주로 설명하는 쿨헤드(Cool Head)와 증상 설명 및 불편함에 집중하는 웜하트(Warm Heart)의 대화라고 한다. 다만 의사가 아니더라도 병원에서 근무하다 보면 일반인들도 천왕성의 자전축이 다른 행성과 달리 90도 각도로 누워 있는 것처럼 생각의 기준이 변화하는 것을 느끼게 된다.

현상은 병원이라는 공간이 주는 특수성 때문일 것이다. 평생 한 번 접할까 말까 한 증상과 질환을 가진 고객들을 자주 만나게 된다. 병원에서 일하다 보면 감성적인 반응보다는 문제해결에 집중하는 것이 바람직하게 느껴진다. 감정적으로 지나치게 고객과 동일시하여 생기는 부작용이 고객과의 감정적 거리감으로 생기는 부작용보다 작은 곳이 병원이다. 뒤늦게 간호사가 되어 말기 암 환자들의 마지막을 준비해 주는 호스피스 병동에서 3년간 근무한 지인이 있었다. 웃음도 많고 눈물도 많은 친구였기에 3년간의 세월이 힘들지 않았냐고 물어 보니 덤덤하게 '결국 그것도 일인데요.'라고 답변하는 것을 보고, 감정의 절제가 어쩌면 병원에서 꼭 필요한 덕목일 수 있겠다고 생각하였다.

골디락스 행성이 될 수 있을까?

위와 같은 이유로 고객과 의료 서비스인은 전혀 다른 행동 패턴을 보이게 된다. 그래서 병원 현장에서 고객과 소통할 때에는 불가피하게 오해를 받기도 하고, 상처받기도 한다. 그렇다면 너무 뜨겁지도, 너무 차갑지도 않게 적당한 온도의 소통으로 고객과의 관계를 건강하게 만들 수는 없을까? 우리 병원이 행성으로 치면 지구와 같은 골디락스 상태가 되려면 어떻게 해야 할까? 나는 3가지를 강조하고 싶다.

첫째, 앞서 이야기한 고객과 우리의 온도의 차이를 인정해야 한다. 다른 말로는 충분히 그럴 수 있다는 마음이 필요하다. 우리는 언제든지 병원의 고객, 환자가 될 수 있다는 것을 잊지 않아야 한다. 나도 고객이 되면 충분히 감정적으로 격양될 수 있으며, 표현이 모호해질 수 있다는 것을 알아야 한다. 나 역시 고관절염증으로 자고 일어나니 걷는 게 불편해져 정형외과 병원에 가서 '당장 정상적으로 걸을 수 있게 해달라'고 화를 낸 적이 있다. 나조차도 놀란 모습이었는데, 그 일 이후 고객들의 격양된 반응을 볼 때면 '많이 당황했구나, 그만큼 절박하구나'라고 생각한다. 당연히 그럴 수 있다고 이해하게 되었다.

둘째, 고객의 격양된 감정과 서툰 표현 속에서도 중심을 잃지 않고 전문적으로 상황을 파악하기 위해 노력해야 한다. 흔히 주 증상이나 과거력 등을 질문할 때, 고객의 모호한 답변이나 소극적인 태도에 질문을 멈추는 경우가 많다. 질문을 멈춘 채 고객에게 들어야 할 증상 묘사 대신, 우리가 어림짐작한 증상을 강요하기도 한다. 우리는 고객이 소극적일 수밖에 없으며, 우리의 질문이 추궁처럼 느껴질 수 있음을 알아야 한다. 아픈 것은 죄가 되지 않으나 우리나라 사람들은 아픈데 의료전문가가 물으면 '괜히 내가 뭘 잘못했나?' 하고 조심스러워진다. 그러므로 편안하게 이야기할 수 있도록 친숙한 어조로 질문해야 한다. '언제부터 아프셨나요?'라고 물어보는 것도 좋지만 '3일 정도 되었나요?' 등과 같이 구체적인 질문만으로도 답변이 한결 편해진다.

셋째, 고객과의 관계가 일방적으로 내가 서비스를 베풀고, 고객이 그 혜택을 받는 관계가 아님을 기억해야 한다. 내가 제공한 호의와 의료서비스에 고객이 기대고 있지만, 그들은 정당한 대가를 주고 있음을 잊지 않아야 한다.

특히 고객들은 전문적인 설명과 안내에도 회의적인 반응을 보이거나 종종 치료의 주도권이 본인에게 있다고 생각해 자신만의 방식을 고수하는 경우가 있다. 의사의 전문적인 처방보다 옆집 아줌마의 민간요법을 더욱더 믿는 것이 고객이다. 이때 권위로 찍어 누르는 방식으로 소통하는 경우, 고객과의 관계가 망가지는 경우가 많다. 우리의 권위가 부족해서 고객이 믿지 않고 회의적인 반응을 보이는 것이 아니다. 자신의 몸에 대한 주도권을 온전히 우리에게 넘겨주기엔 우리와 고객의 관계에 신뢰가 쌓이지 않아서이다. 그러니 신뢰를 강화하는 가장 좋은 방법은 오랜 기간 답답하더라도 장기적인 관계를 생각하고 소통을 꾸준히 하는 것이다.

위의 3가지를 기억하며, 고객과의 소통에서 골디락스 행성처럼 너무 뜨겁지도 차갑지도 않은 적절한 온도를 찾아보자.

병원에서 쓰는 5가지 종류의 말

병원 응대 매뉴얼을 만드는 일은 엄청난 인내심을 요한다. 과별, 접점별로 다르지만, 사전 조사를 통해 해당 접점에서 응대하는 멘트들을 수집한다. 그 후, 멘트 중 필요한 것을 고르고 부족한 멘트를 추가하며, 어색하거나 고객 눈높이에 맞지 않는 멘트는 수정한다. 나의 경우 파트별로 응대 매뉴얼을 작업한다. 예를 들어 데스크 코디네이터 파트, 상담실 파트, 검사실 파트, 수술실 파트 등으로 분류하여 작업한다. 오롯이 혼자 작업하면 한 파트의 응대 매뉴얼이라도 멘트 수집부터 선별, 추가, 수정까지 한 달에서 두 달 동안 책상에 앉아 몸이 의자 모양으로 굳을 정도로 타이핑한다. 세 번 네 번씩 읽으며 꼼꼼히 검토한다. 요즘은 녹취한 음성 파일을 문자로 전환

해주는 AI 프로그램이 있어서 작업 시간이 놀라울 정도로 줄었다. 그렇게 오랜 시간 공을 들여 응대 매뉴얼 한 권이 만들어진다. 이렇게 15년 넘게 병원 응대 매뉴얼 작업을 꾸준히 하다 보니 나름의 노하우가 생겼는데, 병원에서 쓰이는 말은 크게 5가지 종류라는 것이다. 우리가 고객에게 하는 응대의 범주가 생각보다 넓지 않다는 것에 놀랐을 것이다. 이 5가지 종류의 말만 확실히 알아도 병원 내 응대가 어렵지 않다.

정보의 격차를 줄이는 설명과 안내

앞서 설명한 대로 고객은 뜨거운 금성에서 왔고, 우리가 천왕성에서 오게 된 가장 큰 이유는 의료 지식과 정보 격차 때문이다. 고객은 질환이나 불편한 증상이 생기기 전에는 해당 의료 정보에 대해 검색하거나 알아야 할 필요성을 크게 느끼지 못한다. 필요를 느끼지 못했으니 당연히 잘 모른다. 하지만 의료서비스 현장에서 근무한다면 데스크 코디네이터도 적어도 수습기간인 2개월에서 3개월 동안은 집중적으로 근무하는 병원의 진료 과목과 치료 방법에 대해 공부해야 한다. 의사의 경우 의료 지식이 가장 많은데, 6년에서 11년까지 집중적으로 의료 지식을 익히게 된다. 간호사는 3년부터, 간호조무사는 실습까지 포함해 820시간을 공부해야 하니 단기간에 그 지식 격차를 극복하기는 쉽지 않다. 그래서 병원에서는 전문 지식을 설명하거나 정보를 전달하는 응대가 많은 편이다.

예를 들어, 이 글을 쓰고 있는 오늘 아침에 나의 11살짜리 아들이 자고 일어났는데 얼굴이 빨갛게 익어 있었다. 양 볼이 빨갛게 홍조를 띤 것처럼 보여서 그저 잠잘 때 더웠나 보다 생각했는데, 한 시간 지나도 전혀 가라앉지 않아 그제야 뭔가 잘못됨을 알았다. 부랴부랴 병원에 갔더니 '감염성 홍반(Erythema infectiosum)'이라는 진단을 받았다. 나와 아이에게는 처음 보는 증상에 처음 들어보는 병명이었다. 처음 듣는 진단명에 어리둥절해하는 나에게 담당 선생님은 감염성 홍반이 무엇인지, 발병 원인과 치료 방법까지 친절하게 설명해 주셨다. 그리고 약을 처방받고, 약의 복용법과 다음 내원 일을 안내해 주었다.

예를 든 상황에서 '감염성 홍반'이라는 특정 병명이 나왔지만, 병명은 다른 것으로 얼마든지 바뀔 수 있다. 병원에서는 주로 고객이 질환의 원인이나 어떤 질환인지 모르는 상태로 내원하기 때문에 위와 같이 필수적으로 설명을 할 수밖에 없다. 또한 고객에게 낯선 병원 환경과 치료 방법에 대해 안내한다. '잘되는 병원에는 기적의 소통법이 있다.'란 책에는 원내 구석구석을 안내해 주는 것이 바로 손님을 맞이하는 주인의 마음 씀씀이라고 표현했다. 이 말의 목적은 하나이다. 고객과 우리의 정보 격차를 줄이는 것이다.

마음을 알아주는 공감, 위로, 격려

컨설팅을 시작하며, 사전 미팅을 할 때, "혹시 기존의 응대 매뉴얼이 있나요?"라고 질문하면 많은 병원이 "저희 응대 매뉴얼 있어요."라며 매뉴얼을 공유해준다. 전달 받아 펼친 매뉴얼들은 대부분 지식과 정보를 다룬 응대 멘트들이 간략하고 빽빽하게 정리되어 있다. 직접적으로 업무와 연관이 되고, 신입직원이 입사하면 바로 업무 교육에 활용할 수 있는 실용적인 매뉴얼 들이다.

하지만 그것만으로는 병원의 응대가 50% 정도 부족한 느낌이다. 정작 고객들은 병원에서 정보의 격차만을 줄이는 응대만을 원하지 않기 때문이다. 그래서 나는 고객들의 마음을 알아주는 공감, 위로, 격려의 말들을 새겨 넣는다.

다시 오늘의 감염성 홍반으로 돌아가 보자. 진료실 내에서 "감염성 홍반입니다. 요즘 유행하고 있습니다. 바이러스에 의해서 생기는 증상이라 일주일 정도면 자연스럽게 좋아집니다." 이렇게 이야기를 들을 때와 "감염성 홍반입니다. 좀 놀라셨지요. 걱정하지 마세요. 요즘 유행하고 있습니다. 바이러스에 의해서 생기는 증상이라 일주일

정도면 자연스럽게 좋아집니다. 그래도 병원에 잘 오셨어요. "이렇게 이야기를 들을 때의 환자가 가지는 병원에 대한 감정과 느낌은 다르다. 같은 정보를 전달하지만 공감과 위로 그리고 격려가 들어간 말은 마치 그 자체로 치료 효과를 가지는 듯하다. 고객이 우리 병원에서 제공하는 치료에 대해서 신뢰하게 하는 말이 바로 공감과 위로이다.

문제를 해결하는 말, 말, 말

문제의 원인을 알아주고, 고객이 궁금해 하는 정보를 제공하면서 고객의 마음과 그 속의 감정을 헤아려 주는 말이 함께 하면 그 말은 더 이상 하나의 기능만을 하지 않는다. 5가지 종류의 말이 골고루 병원내에서 존재 할 때, 고객과 병원은 제대로 소통하게 된다. 그리고 그 소통은 고객의 근본적인 문제를 해결시킨다. 고객의 근본적인 문제를 해결하는 '말'이 된다.

막상 문제를 해결하는 응대를 하는 병원은 그렇게 많지 않다. 따라서 그 병원의 응대는 그 병원의 장점이 된다. 우리 병원의 응대 멘트들을 한 번씩 살펴보길 바란다. 다섯 가지 말들이 접점별로 잘 배분되어 있는지? 균형에 맞춰 잘 사용되고 있는지? 그래서 고객들의 문제를 해결해 주는지? 다음 장부터는 병원을 이용하는 고객 경험

흐름에 맞춰 각각의 5가지 말들을 하나하나 들여다보고 문제를 해결
하는 말이 되려면 어떻게 하면 좋을지 알아보도록 하겠다.

04
My Pleasure: 나의 즐거움

"My Pleasure"는 저의 즐거움이죠.

나는 처음 이 말을 들었을 때 충격을 잊지 못한다. 12년간의 영어 교육으로도 알지 못했던 이 단어를 처음 들은 것은 내가 병원에서 근무하던 시절에 받은 CS 교육에서였다. 리츠 칼튼에서는 고객이 서비스를 받고 "Thank you"라고 말하면 "My Pleasure"를 답변으로 하도록 교육한다는 강사의 설명이 이어졌다. 그리고 뒤따라온 리츠 칼튼의 사훈은 인상적이었다. "우리는 신사, 숙녀를 위한 신사, 숙녀이다 (We Are Ladies and Gentlemen Serving Ladies and Gentlemen)"

My pleasure가 나에게 충격으로 다가온 이유는 하나였다. 당시 나는 서비스를 제공하고 고객이 하는 감사의 인사나 칭찬에 "천만에

요.” “괜찮습니다.” “감사합니다.” 정도로 넘겼다. 나는 무의식적으로 고객의 부탁과 요구를 수동적으로 들어주는 사람이라고 생각했기 때문이다. 그런데 “My pleasure”는 서비스 제공을 직역하면 ‘나의 즐거움’이라고 답하는 것이다. 이는 능동적인 서비스 언어였다.

그 후 나는 병원 서비스에서 나의 즐거움을 찾으려 노력했고, 그 노력은 감사의 인사와 따뜻한 미소로 돌아오는 경험으로 이어졌다.

마이 플레져가 가장 필요한 순간

나와 같이 ‘나의 즐거움’을 담아 고객을 응대해야 하는 순간, 다른 말로는 접점(Moment of Truth)이 있다. 고객이 병원을 방문하여 맞이하고, 접수를 도우며, 대기를 안내하는 ‘안내’의 말이 필요한 순간이다. 너무나 익숙한 안내의 뜻을 찾아보면, ‘어떤 내용을 소개하여 알려 주다’ 또는 ‘사정을 잘 모르는 사람을 가고자 하는 곳까지 데려다주거나 그에게 여러 가지 사정을 알려 주다’라는 국어사전의 의미를 지닌다. 병원의 상황에 이만큼 잘 어울리는 단어가 없다.

병원을 처음 방문하여 익숙하지 않고, 가는 방향이나 다음에 무엇을 해야 할지 모르는 고객에게 필요한 것이 바로 안내다. 대개 안내는 의원급 병원의 코디네이터 파트에서 주로 담당한다. 병원을 방문하는 고객을 맞이하는 것부터 진료 후 수납, 귀가하는 고객을 배웅하는 것까지 코디네이터 파트의 주요 업무이다 보니, 일부 병원에서는 안내 응대를 코디네이터만 담당하는 것으로 여기기도 한다. 하지만 병원의 화장실, 접수처, 복도, 치료실 등 어디든 고객에게 '안내'가 필요할 수 있다. 병원 구성원이라면 언제든 고객을 만날 수 있다. 이때, '마이 플레져'를 가지고 모든 파트가 안내해야 한다. 단순하지만 확실한 즐거움이다.

묻지 않으면 말하지 않는다

안내에 대해서 병원 고객들이 자주 이야기하는 것은 '묻지 않으면 말하지 않는다. 그래서 직접 찾아다녔다.' 라는 것이다. 내가 근무했던 성형외과 병원은 5층 건물에서 16층 빌딩으로 확장 이전했다. 원래는 5층에 뭉쳐 있던 파트와 센터들이 16층 건물에 분화되어 들어가게 되었다.

이전 건물에서는 1층 입구에 들어서자마자 접수 데스크가 보여 바로 접수와 대기를 하고 각 센터와 병동, 수술, 치료실로 나누어지는 동선이었다. 그런데 16층 빌딩에서는 처음 방문하여 접수하려면 스카이라운지에 있는 접수 층으로 이동했다가, 검사를 받으려면 검사

층으로, 상담을 받으려면 상담 층으로 계단을 통해 위아래로 이동하게 되었다.

이전할 때 가장 고민을 많이 했던 부분은 고객 동선 안내였다. 1층에 왔다가 층수를 찾지 못해 돌아가는 고객이 없도록 고객 응대에서 다양한 시도를 했다. 처음에는 일반적인 빌딩의 인포데스크처럼 코디네이터가 정문에서 자리를 지키며 고객이 물으면 안내하는 방식으로 했다. 그런데 갑자기 수술실에 초진 고객이 등장하고 외국인 고객이 한국인층에, 검사실에서 접수를 문의하는 고객 등이 발생했다. 고객들은 마치 다 알고 있는 것처럼 행동했지만, 실은 잘 모르거나 추측하여 엘리베이터 버튼을 누르는 경우가 많았다. 결국 엘리베이터 앞 안내문을 강화하고 내원하는 모든 고객에게 방문 목적, 동선 안내와 이동할 엘리베이터 층을 확인해 주는 것으로 고객들의 동선 혼란을 줄였다.

이 경험을 통해 깨달은 것은 고객들은 우리가 익숙하거나 당연하다고 생각하는 것들을 잘못 보고, 또 잘 아는 척을 잘한다는 것이다. 묻지 않으면 안내하지 않는 행위는 잘 모르는 고객에게 추후 발생할 수 있는 불편에 대한 책임을 전가하는 것이다. 이러한 대처는 80년대에는 통용되었다. 소비자 보호법이 강화된 상황에서, 생일 케이크에 고정핀이 있다는 사실을 미리 알리지 않으면 소송으로 이어질 수 있으므로 고객의 불편을 예방하기 위해 고객이 문의했거나 문의할 만한 사항에 대해서는 미리 안내할 필요가 있다.

기꺼이 준비된 안내를 하자

"반갑습니다. 올리브 영입니다. 궁금한 것 있으면 물어보세요."

올리브 영에 가면 자동으로 들려오는 아르바이트생의 멘트가 익숙할 것이다. 올리브 영은 아르바이트 면접에서도 해당 멘트를 시켜본다고 한다. 올리브 영 아르바이트생에게 물건의 위치를 묻거나 화장품 추천을 받기도 하지만, 보통은 멘트를 들어도 그냥 지나친다. 그럼에도 올리브 영에서 매뉴얼 대로 해당 멘트를 하게 하는 이유는 고객에게 기꺼이 안내할 준비가 되어 있음을 알리기 위함이다. 알바생의 역할을 소극적인 안내자가 아닌 적극적인 안내자로 소개하는 멘트이다.

당연히 올리브영 본사는 고객의 궁금증에 잘 대답할 수 있도록 알바생들에게 판매하는 제품에 대해 수시로 교육하며, 서비스 교육도 지속적으로 진행한다. 병원에서의 안내도 마찬가지다. 적극적으로 직원이 인사를 하며 즐겁게 접수 절차와 대기를 안내할 수 있게 하는 것은 교육과 훈련이 필요하다. 이러한 교육과 훈련 후에 드디어 내가 잘 알고 있는 것을 알려주는 즐거운 마음이 생긴다. CS 매니저로 근무 시, 병원 내 화장실 위치부터 근처 병원, 외부 약국, 가장 가까운 편의점 등의 위치를 무조건 숙지하고 안내 멘트를 매뉴얼에 담았다. 처음에는 어색해하던 직원들이 후에는 긴 시간 대기하는 수술 보호자들을 위해 간단한 식사가 가능한 식당까지 안내해 주었다. 안내해 줄 게 없다고 생각하지 말자. 고객 입장에서 바라보자. 지금부터 안내를 준비해 보자.

05

친절한 척하는 설명 vs 진짜 친절한 설명

나의 병원에서의 첫 번째 경력은 드림성모안과에서 검안사로 근무하면서 시작되었다. 당시 시력 교정 수술이 한국에 들어와 점차 시장을 넓히던 시기여서, 라식과 라섹 수술에 대해 생소한 고객들이 많았다. 그래서 검안사는 시력검사와 수술에 필요한 검사를 진행하고 원장님 진료 후, 검사 결과와 수술 종류에 관해 설명하는 '상담실장' 역할까지 수행하게 되었다. 체계가 잘 잡힌 병원이었던 드림성모안과에서는 입사 후 3개월간 수습 기간을 가졌다. 그 기간 실제 고객 응대와 검사를 진행하면서 OJT(On the Job Training) 과정을 겪었다. 또 선배들이 시간을 내 안과에서 사용하는 안약과 전문적인 의료 지식을 교육해 주었고, 교육을 받은 후에는 쪽지 시험으로 해당 내용을 숙지했는지 평가받았다. 그리고 수습을 마치고 정직원이 되기 전에 롤플레잉 형태로 검사와 상담을 진행해 점검을 받았다. 그렇게 3개월간의 훈련 과정을 겪고 정직원이 된 후에야 종이 차트 담당 검안사 란에 당당히 내 이름을 적을 수 있었다.

상담한 지 얼마 안 되셨죠?

말하는 것을 좋아하고 표현력이 나쁘지 않다고 생각했던 나는 당시 검안보다 상담에 더 자신이 있었다. 그러던 어느 날, 나에게 상담을 받던 남성 고객이 "상담 하신 지 얼마 안되셨죠?"라고 나에게 질문을 하였다. 다소 무례한 고객의 말에 당혹감으로 몸이 얼어붙었다. 투명한 유리로 된 상담실에서 일대일로 상담하던 중이라 도망갈 수는 없었고, 말로는 어디 지지 않는 나였기에 다시 고객에게 되물었다.

"네?!! 왜 그렇게 생각하세요?"

"아~ 딱 들어보면 알아요. 본인이 해야 할 말에만 집중하시잖아요."

알고 보니 해당 고객은 병원과 제휴된 경영컨설팅 회사의 컨설턴트였고, 당시 신입을 막 뗀 나의 상담이 마음에 들지 않아 그렇게 표현한 것이었다. 그럼에도 꿋꿋이 내가 해야 할 말만을 열심히 하고 상담을 마무리했다. '내가 해야 할 말에만 집중한다'라는 그 말의 뜻을 알기에는 나의 경험과 지식이 부족하였다.

후에 내가 상담에 능숙해지고 후배들에게 상담을 교육하거나 상담과 응대를 코칭하는 CS팀장 일을 하면서 그 당시 고객이 한 말의 뜻을 이해하게 되었다. 설명에서 진도는 중요하지 않다.

설명은 진도가 중요하지 않다

흔히 병원에서 정보를 전달하는 설명 파트에는 상담사와 의사들이 있다. 그중 상담사의 경우, 직무 자체가 '상담'이라는 말로 정의된다. 의료정보를 고객의 눈높이에서 이해할 수 있게 설명해주고 고객이 해당 치료에 대한 가치를 명확히 인식하여 선택할 수 있게 하는 것이 목표인 직군이다.

그런데 과거의 나와 같이 미숙하거나 성과가 좋지 않은 상담, 또는 유독 컴플레인이 많은 상담을 듣다 보면 공통점이 있다. 바로 고객에게 집중하는 것이 아니라 '본인이 해야 할 말에만 집중한다'라는 것이다. 상담 코칭을 진행한 실장님이 있었다. 해당 실장은 이전에 의료 쪽 경험이 전혀 없었다. 초등학교 대상 보습 학원 선생님이었다. 지인이 개원하면서 '상담실장'이라는 직함을 달고 시작했는데, 너무 막막하여 코칭을 의뢰한 사례였다. 코칭을 진행하면서 강조했던 것은, 상담은 진도를 나가듯이 진행하면 안 된다는 것이었다.

학원에서 학생들을 가르칠 때는 그들이 원하지 않아도 필요하기에, 일정 양과 질의 정보를 주입식으로 넣어준다. 알려줘야 하는 것들이 있다면 모두 알려주는 것이 중요하다. 예를 들어 구구단을 외워야 한다면 2단부터 9단까지 중요하지 않은 단은 없으며, 되도록 2단부터 차근차근 함께 나가 9단까지 마무리하는 것이 필요하다. 하지만 의료정보는 그렇게 하나하나 다 설명하기엔 그 양이 방대하고, 아무리 정리하고 간략하게 해도 담을 수 있는 내용에는 한계가 있다. 무엇보다 고객은 학생이 아니다. 고객의 목적은 의료정보나 지식을 습득하기 위해 병원을 찾은 것이 아니다. 고객은 자신의 문제 상황을 해결하기 위해 병원을 찾았다. 그래서 정보 설명은 문제 상황을 이해하고 협조를 높이기 위한 도구일 뿐, 그 자체가 목적이 되어서는 안 된다.

"제가 다 설명해 드렸어요."

초보 실장들이 많이 하는 실수가 바로 이것이다. 본인은 선한 마음에 자신이 아는 정보를 최대한 많이 설명해 준다. 많은 정보를 주면 그만큼 고객이 좋은 선택을 하거나 협조가 높아질 것이라고 생각하는 것이다. 하지만 고객은 처음부터 많은 의료정보와 지식을 그다지 필요로 하지 않았을 수 있다. 오히려 너무 많은 의료정보는 혼란만 가져오기도 한다. 지금 내 이야기를 듣고 있는 고객이 꼭 알아야 하고 관심 있어 할 정보를 엄선해서 이야기해 주어야 한다. 다 설명하는 게 중요한 것이 아니라 선택적으로 설명하는 것이 더 중요하다.

설명은 동시(童詩)처럼

선별해서 설명하면 상담 시간을 줄여 상담이 더 쉬워진다고 생각한다. 나는 신입 상담직원 교육 시, 정해진 시간 안에 설명해야 할 모든 내용을 설명하는 연습을 시킨다. 그다음 본인 파트에서 꼭 필요한 내용을 고르는 작업을 한다. 필요한 내용을 고르는 과정에서 고객군별 필요 내용이 달라지거나, 병원 프로세스 및 타 파트와의 협업에 따라 설명이 달라지기도 한다.

오늘 고관절염증으로 방문한 재활의학과 병원은 설명 분업이 잘 되어 있었다. 원장님은 진료실에서 치료 방법, 치료 효과 기간, 후속 치료 종류를 설명했다. 이를 전달받은 상담사는 비용과 치료 차이만 간략히 설명했고, 물리치료실에서는 생활 관리, 자가 운동 방법, 치료 느낌 및 지속 기간을 추가로 설명해 주었다. 각 파트에서 고객 입장에서 설명을 들었을 때, 적합한 인력이 적절한 타이밍에 필요한 이야기를 해준 것이다. 이렇게 설명이 나뉘어 진행되자 병원 모두가 전문성이 있다고 느꼈다.

이 정도만 하여도 아주 훌륭하지만, 이 책을 읽는 독자는 이 정도에서 멈추지 말자. 진짜 고객이 친절하게 느끼는 설명의 차이는 이렇게 선별된 설명이 아주 쉽고 기억하기 쉽게 전달된다는 것이다. 모니터링이나 컨설팅을 위해 많은 방문을 하다 보면 진짜 설명을 잘하는 병원이나 원장, 직원들을 만난다. 그들의 공통점은 설명을 시처럼 한다는 것이다.

지역 강자인 A 병원의 사례를 가지고 왔다. 치과의 임플란트 수술 중 상악동 거상술은 수술 후 코를 풀면 안 된다. 이 주의 사항은 꼭 설명이 필요해서 모든 병원에서 강조해서 설명해야 하는데, 이 설명을 보통은 준비된 주의 사항 안내지를 읽으며 아래와 같이 한다.

"상악동 수술하셨기 때문에 코를 절대 풀면 안 됩니다. 혹시 코피가 나더라도 가볍게 휴지로 닦아만 주세요. 그리고 재채기를 하더라도 입을 살짝 벌리고 조심해서 해주세요."

동일한 설명을 A 병원은 이렇게 하였다.

"오늘 상악동 거상술 하셨는데, 뼛가루가 코로 나오거나, 수술 부위로 나올 수가 있습니다. 주의하실 점은 그런 경우에는 일부러 코를

푼다든지, 뼛가루를 계속 닦아낸다든지, 입을 헹궈서 계속 뱉어내는 행동은 최대한 안 하시는 게 좋습니다. 특히 상악동 수술에서 가장 중요한 것은 코를 절대 풀면 안 됩니다. 혹시라도 코피가 나면 그냥 가볍게 휴지로 닦으시면 됩니다. (휴지로 부드럽게 닦는 시범을 보인다)

그리고 재채기가 나오는 경우가 있습니다. 압력이 수술받은 부위로 쏠리기 때문에 참고 '에취'(크게 강조하여 시범을 보인다)하지 마세요. 입을 살짝 벌리고 이렇게 '흐'(시범을 보인다)하고 재채기해 주세요."

차이가 보이는가? 해당 병원은 상악동 거상술 고객에게 주의 사항을 왜 지켜야 하는지 고객 관점에서 먼저 설명하여 인지시켰다. 그다음 소리와 행동으로 구체적인 시범을 보이면서 지켜야 할 주의 사항을 설명했다. 이 병원의 주의 사항 설명은 마치 비행기 내 비상시 안내처럼 제스처와 중요 포인트가 명확했다. 다 담아내지는 못했지만, 주의 사항이나 상담 등에도 의성어와 의태어를 적극적으로 사용했는데, 그래서인지 고객들은 이 병원의 설명을 어렵다고 생각하지 않았다.

설명은 이처럼 동시처럼 생생하고 쉽게 해야 기억에 잘 남는다.

연습해 보자. 콧물이 훌쩍훌쩍 날 때에는 휴지로 쓰윽쓰윽 닦아요! 효과는 백점이다.

06
공감하면 연결된다

테일러 스위프트!! 이 시대의 아이콘.

그녀는 신과 같은 팬들의 추앙과 엄청난 부와 명성을 가진 팝스타다. 콘서트를 열면 1조 원의 경제 효과를 만든다는 그녀. 하지만 한국에 사는 나에게 그녀는 그저 키가 큰 미국의 백인 팝스타일 뿐이었다. 원키우미를 창업하고 확장시키기 위해 있는 힘껏 자아를 부풀리고, 더 나은 내가 되려고 나를 몰아세우던 어느 날, 나는 'Anti Hero'라는 그녀의 신곡을 듣고 팬이 되었다.

당시 나는 늘 알 수 없는 피로와 패배감을 느꼈다. 원키우미는 창업했지만, 내가 원하는 대로 되지는 않았다. 내 기대에 미치지 못하는 나를 미워하는 자기 혐오감이 내 안에서 자라고 있었다. 그런 나에게 'Anti Hero'의 뮤직비디오와 가사는 나에게 "그럴 수 있어, 나도 그래, 그래도 돼."라고 말하는 듯했다. 세상과 나와는 상관없을 것 같은 팝스타의 가사에서 공감을 경험했다. 그 뒤로 테일러 스위프트에 대해서 디깅(Digging)하며 꾸준하고 다양한 연애사, 카니예와 관련된 루머, 자신이 겪은 일들에 대해 솔직하면서도 시적인 가사로 자신의 생각과 감정을 적극적으로 표현하는 것이 그녀의 인기 요인임을 알게 되었다. 테일러가 겪는 세상의 모진 풍파와 그것을 견뎌내는 모습은 대중의 공감을 불러일으켰고, 그녀는 대체 불가능한 존재가 되었다. 이번 장의 키워드는 공감이다. 나의 첫 책에서 그녀에 대한 팬심을 술술 이야기하는 것, 이것이 바로 '공감'의 힘이다. 이 책을 읽는 독자 중 나와 같이 그녀의 팬이 있기를 바란다.

공감은 어렵다

공감은 힘도 크고, 병원의 매출이나 입소문에도 효과적이다. 하지만 공감은 어렵다. 지금 이 글을 읽는 독자들도 아래와 같은 경험이 있을 것이다.

안 좋은 일, 여기에서는 이성 친구와의 이별이라고 해보자. 세상을 살면서 겪는 안 좋은 일 중에서 이성 친구와의 이별은 당시엔 상심의 강도가 가장 세지만, 지속 기간이 짧아 예시로 적합하다. 이별을 당한 친구에게 공감한다고 말을 꺼냈다가 "너는 몰라." 또는 분위기가 급격히 안 좋아진 경험 있을 것이다.

이는 공감이 어렵기 때문에 발생하는 일이다. 특히 병원에서는 '공감'이 더욱더 어려운데, 가장 큰 이유는 병원이라는 태생적인 요인 때문이다. 병원의 고객은 환자이므로 질환이나 통증과 같은 증상으로 불편함이 크고, 그로 인해 육체적, 정서적으로 매우 지쳐 있는 상태이다. 두 번째는 병원의 진료 환경적인 요인이다. 우리는 고객에게 짧은 시간 안에 검사와 진단, 처방을 해야 한다. 시간이 지체될 때 기다리는 다른 고객들의 불만이 쌓이는 상황이 발생한다. 또한 우리는 유사한 증상의 고객을 하루에도 수십 명씩 만난다. 이 밖에도 병원에서 공감하기 어려워지는 이유는 많다.

그런데 이 말은 달리하면 공감을 잘해주는 병원이 있다면 그만큼 희소가치가 생긴다는 뜻이다. 고객들은 공감에 목말라 있다. 공감만 잘해도 우리 고객은 열혈 팬이 되어 우리 병원을 알릴 것이다.

고객은 괜찮지 않다

그렇다면 이렇게 어려운 공감을 잘 하려면 무엇이 필요할까? 가장 먼저 기억할 것은 앞서 이야기한 '고객은 괜찮지 않다'는 것이다. 이별한 친구에게 "괜찮아." 라고 말하는 것은 전혀 도움이 되지 않는다. 고객 역시 병원을 찾아올 때 자신의 상태에 대해 명확한 이해와 공감을 기대한다. 이러한 실수는 주 증상 확인 시에 많이 발생하는데, 이때 고객은 자신의 증상에 대해 심각하게 이야기한다. 듣는 사람이 무표정하게 사무적으로 "네"라고만 답하면 고객은 '전혀 내 상황을 이해하지 못하는구나'라고 느낀다.

처음 고관절염이 발생했을 때, 고관절 통증으로 걸을 때 자연스레 절뚝거렸고, 밤에는 다리 통증 때문에 잠도 제대로 못 자 걱정이 이만저만이 아니었다. 결국 버티다가 '이거 이러다 큰일나겠구나.'하고 병원에 가게 되었다. 그런데 나의 심각성과는 전혀 다르게 병원에서는 뼈가 부러진 것도, 디스크가 터진 것도 아닌 데라는 투로 "괜찮습니다. 3일간 약 먹고 집에서 쉬세요."라는 말을 듣게 되었을 때, 나는 화가 났었다. '괜찮아서 참 다행이야'란 생각 대신에 '그럼 내가 괜찮은 데 병원에 왔다는 거야?'라는 생각이 들었다. 곧바로 다른 병원을 찾으러 갔다.

병원에서 일하는 의사나 직원들과 이야기해 보면, 객관적으로 판단하여 경미 하거나 괜찮아 보이는 '고객들'에게는 공감하기 힘들어 '고객이 꾀병이 심하다'라고 느낀다는 말을 듣는다. 심지어 그런 고객을 진상 고객이라고 이야기하는 경우도 보았다. 정말 진상일까? 고객은 병원에 오기 전에 몇 시간이건, 또는 며칠이건 꽤 긴 시간 동안 몸에 일어난 변화를 혼자 찾아보고 고민하며, 참다못해 병원을 찾아온 것이다. 낯선 불편함에 불안감은 최고조에 달한 상태이다.

이러한 노력을 기억하자! 공감은 고객의 '괜찮지 않음'을 열린 마음으로 듣는 데서 시작한다.

피드백 루프로 시작해 보자

열린 마음으로 고객의 마음을 듣고 나서 공감하고 싶지만, 어떻게 표현해야 할지 모르는 경우도 있다. 공감 표현은 연습하지 않으면 어렵다. 세계적인 커뮤니케이션 코치 샘 혼의 '피드백 루프(Feedback Loop)'는 공감 표현 연습에 좋은 도구이다. 피드백 루프는 상대방의 말을 약간 바꿔 말해 속마음을 알아줬다고 느끼게 하는 방법이다. 이는 환언이라고도 하며, 실제 병원에서 활용하기 쉬운 공감 방법이다.

예를 들어 고객이 "제가 걷는 데 너무 불편해서요."라고 말해다. 여기에 "그럼 앉는 건 어떠세요?"라고 물으면 전혀 도움 되지 않는다. "걷는 게 많이 불편하시군요?"라고 한 번 더 고객의 말을 반복해서 말하며 묻는 게 도움이 된다. 이처럼 유사한 말을 되물어보는 것만으로도 고객은 상대방이 자신의 이야기를 경청하고 있다고 느낀다. 스스로 불편함의 정도나 부위를 더 쉽게 이야기하게 된다. "그게 다리를 구부릴 때마다 여기 안쪽이 욱씬 하면서 아파요."라고 이야기를 하면 바로 구체적으로 부위와 해결 방법을 이야기하고 싶을 것이다. 하지만 한 번 더 공감하며 바꿔 말하면서 서서히 고객의 증상에 접근해 보자. 이 두 번의 피드백 루프는 고객에게 자신이 공감받고 있으며, 당신이 자신의 증상을 제대로 파악하고 있다는 확신을 준다. 무엇보다 고객이 답하면서 자신의 증상과 상태에 대해 객관적으로 생각하게 되어 진단을 이야기할 때 쉽게 이해하게 된다. 그러니 우선 돌아가는 느낌이 들더라도 그 길이 가장 빠른 길임을 잊지 말고 공감을 표현해 보자.

07

원장님만 모르는 진료실의 비밀

병원 코디네이터 강의를 할 때 보여주는 사진 두 장이 있다. 하나는 70년대 진료실 사진이고, 다른 하나는 요즘 병원 진료실 사진이다. 내과 진료실 사진 두 장, 진료실을 구성하는 가구 수와 배치는 별반 지금과 다르지 않다. 책상을 가운데 두고 의사와 고객이 앉아있다.

의사 뒤편에 알 수 없는 인증서들과 전문성을 뽐내는 두꺼운 서적이 책장을 장식하고 있다면 그건 70년대 진료실이다. 그리고 종이 챠트에 챠팅하고 있다면 과거의 진료실이다. 하지만 나는 이것 말고도 요즘 병원 진료실과 과거의 진료실을 구분할 수 있다.

바로 고객이 앉는 의자를 찾아보면 된다. 80년대나 90년대에 병원을 이용한 기억이 있는 독자라면 병원 진료실에서 앉았던 다소 불편한 동그란 원형 의자를 기억할 것이다. 어린 시절 내가 다니던 병원은 동그란 원형 의자에 앉으면 진료를 시작했다. 가슴에 청진기를 대고 숨을 들이마시고 내쉬면 옆에서 보조하는 간호사 선생님이 알아서 빙그르 나를 돌려 의사 선생님이 등에 청진기를 댈 수 있게 해주었다. 맞다. 회전이 되는 동그란 의자는 병원의 세월만큼 낡아서 간혹 박음질 부분이 터져 있는 경우도 있었다. 그에 반해 의사 선생님 의자는 흔히 이야기하는 사장님 의자로, 딱 보기에도 푹신하고 편안해 보였다. 여차하면 책상에 발을 올릴 수 있을 정도로 그 높이가 높아 늘 나를 내려다보는 느낌이 들었다. 이러한 진료실에서 의자의 크기와 높이는 의사의 '권위'를 강조하기 위한 장치였다.

진료실 권력의 축

최근 컨설팅한 성형외과 병원의 진료실에 들어가 본다. 가장 높고 좋아 보이는 의자는 고객 쪽에 놓여 있다. 책상 크기는 예전에 비해 작다. 뒤편 장식장은 인테리어 기획 단계에서부터 없었다. 대신 책상에는 진료 또는 고객을 위한 거울이 놓여 있을 뿐이다. 이러한 공간 변화만 보아도 진료 및 상담실에서 누구의 힘이 커졌는지 알 수 있다.

실제로 나는 이 병원 상담실의 의자가 고객 의자보다 커서 교체를 제안하기도 했다. 성형외과 병원이어서 그렇다고 반문하고 싶은가? 가장 보수적일 수 있는 대학병원들도 비슷하다. 고객 의자는 높아지고 등받이가 생기며 점점 편안해졌다.

진료실 권력의 축이 이동하고 있다. 더 이상 진료실에서 수동적으로 의사의 지시를 따르지 않는다. 많은 선택지 중에서 자신에게 맞는 병원을 찾아다닌다. 이제 고객을 잡기 위해 진료실에서도 다른 방식으로 말해야 한다.

진료실에서 가장 듣고 싶은 말

병원 진료실에서 고객이 가장 듣고 싶어 하는 말은 무엇일까? 감정적으로 나를 이해해 주는 공감의 말일까? 진료실에서는 아니다. 고객은 넘어져 우는 아이와 같다. 당장 넘어져서 아픈데 달려와서 "우리 ○○○이 아팠어요. 누가 우리 ○○○이 넘어지게 했어요. 혼낼께요. 떼지 떼지." 한다면 아이는 울음을 그치지만, 고객은 그렇지 않다. 바로 일으켜 세워 "넘어져서 여기를 다쳤구나. 내가 아프지 않게 호 해줄게."라고 해야 하는 것이다. 병원에서 고객 경험은 진료실에서 가장 극적인 상황으로 나타난다. 그곳은 가장 인상적인 등장인물이 등장하는 곳이다. 병원이라는 공간을 대표하는 의사가 등장하기에 고객은 문제 해결을 기대한다.

이런 중요한 순간에 문제 해결을 시작하기보다 문제를 열거하거나 해결책에 대해 모호하고 자신감 없이 이야기하면 고객은 여름날 김빠진 사이다를 마신 듯한 텁텁함을 느끼게 된다. 예를 들어보자. 너무나 흔한 감기 처방 멘트이다.

"〇〇〇 님, 목도 많이 붓고 미열도 있으시네요. 우선 해열제랑 진통제 좀 드셔보시고 어떤지 2일 후에 뵙겠습니다."

고객의 증상과 처방에 대해 간결하게 이야기해 주었다. 하지만 목이 부은 것과 미열이 있다는 것 모두 고객은 이미 알고 있던 증상들이다. 고객은 궁금해한다. 이 증상이 무엇인지. 해열제와 진통제는 약국이나 집에 있는 상비약을 먹어도 된다. 고객은 궁금해한다. 의료 전문가인 의사가 어떤 생각과 판단으로 처방하는지. 그런 궁금증이 해결되지 않으면 본인이 받은 처방에 대한 의구심이 남을 것이다.

같은 감기 처방 멘트를 수정해 보자.

"〇〇〇 님 목이 많이 붓고, 미열이 있으시네요. 제가 보기엔 그렇게 심하지 않은 감기인 것 같은데, 워낙 초기 시라 우선 해열제랑 진통제 먹어보고 2일 후에 보겠습니다.”

어떤가? 진단과 처방의 주체가 명확해지니, 좀 더 설득력이 있게 되었다. 또한 '감기'라는 흔한 질병명이지만 명확하게 제시되니 안심이 된다. 아마도 해당 고객은 2일 후에 이 병원을 다시 찾을 것이다.

명심하자! 고객은 의료전문가가 자신의 문제를 어떻게 진단하고 해결해 줄지 궁금해한다. 그러니 우선 그에 대한 답을 명확히 해주자.

심드렁한 고객 반응의 원인

해결책을 명확하게 제시했는데도 고객의 반응이 심드렁하다. 고객의 초점 잃은 두 눈과 반 박자 느린 대답 그리고 정적으로 진료를 마쳤다. 아니나 다를까, 비용 상담을 위해 실장에게 토스했는데 고객이 더 생각해보고 오겠다고 했다. 이런 경험이 있는 독자라면 이번 장을 주의 깊게 읽어주길 바란다. 문제 해결에 대해 주체적으로 이야기했음에도 고객 반응이 좋지 않다면, 너무 보편적인 이야기, 즉 누구나 할 수 있는 말을 하고 있지는 않은지 살펴봐야 한다.

예를 들어보자. 피부과에서 색소 감소 레이저 토닝 이벤트를 통해 내원한 40대 여성 고객이 있다고 하자. 이 고객에게 스킨 부스터를 함께 시술하면 효과가 좋을 것 같아 추천할 수 있다.

A 원장은 "나이가 들면 재생력과 탄력이 떨어지므로, 000 님은 40대이시니 스킨 부스터를 함께 받으시면 좋습니다."라고 권했다. 이는 교과서에 나올 법한 이야기다. 한편, 동일한 고객에게 B 원장은 "○○○ 님은 탄력이 동일 연령에 비해 나쁘지 않으시지만, 거울을 보셨을 때 피부가 예전 같지 않다고 느끼실 겁니다. 그럴 때 스킨 부스터를 받으시면 좀 더 생기 있는 피부가 될 겁니다."라고 권했다.

당연히 고객은 B 원장의 말에 더 호응했고, 스킨 부스터 시술도 받게 되었다. 말이 담고 있는 의미만 보았을 때는 동일하지만, 고객 입장에서 '나를 잘 아는' 그래서 '나에게 맞는' 시술을 권한다고 느끼게 하는 것은 B 원장의 말이었기 때문이다. 특히 요즘 고객은 자신에게 맞게 커스터마이징하는 것에 가치를 두기 때문에 위와 같은 일대일 고객 맞춤 응대가 더욱 필요하다.

내가 근무했던 당시 압구정 K 한의원의 수석 원장님은 고객에게 맞춤으로 설명하기 위해 고객의 말과 행동을 꾸준히 관찰하고, 일상생활에서 느끼는 증상과 느낌에 대해서도 기록하셨다. 그리고 진료실에서 바로 활용해 보시는 게 습관이었다. 생생한 표현은 늘 고객들의 반응이 좋았다. 예를 들자면 "퇴근할 때, 지하철 타세요? 어느 날 창가에 비친 얼굴이 확 처져 보일 때 있죠?" 이렇듯 진료실에서의 응대도 노력을 통해 충분히 좋아질 수 있다. 일상생활 속에서 우리 고객이라면 어떻게 느끼고 어떤 니즈가 생기는지 수집해 보자. 심드렁했던 고객의 반응이 변할 것이다.

08

따뜻한 병원이라는 브랜딩

고객의 이야기를 경청하고 그에 맞는 고객 맞춤형 해결책을 제시한다. 그리하여 고객이 우리 병원을 선택하였다. 초진 고객이 우리 병원을 선택했다는 것은 긴긴 썸의 기간을 마치고 나와 고객이 실질적으로 연애를 시작하는 것과 같다. 우리 병원의 고객이 된 것이다. 이게 무슨 말인지 의아할 것이다. 고객(顧客)은 돌아볼 '고(顧)'에 손님 '객(客)'이 결합한 단어이다. 우리나라에서는 80년대 LG와 삼성이 고객 만족(Customer Satisfaction)이라는 개념을 도입하면서 그전에는 손님이라고 부르던 소비자를 '고객'으로 부르기 시작했다. 고객이기 전에도 손님은 왕이었다. 하지만 한 번의 구매만을 하고 더 이상 재구매가 이루어지지 않는 손님이 아닌, 다시 돌아와 우리 병원과 생애 기간 관계를 이어가는 '고객'을 구분함으로써 손님을 고객으로 만들기 위해 큰 비용과 노력을 들인다. 이번 장에서는 우리에게 소중한 고객이 된 그들과의 관계를 윤택하게 하는 말에 대해 알아보자.

고객과의 관계는 유지가 어려워

이 글을 읽는 독자 중 연애나 결혼을 한 번이라도 해본 사람은 알 것이다. 모든 관계는 시작보다 유지가 더 어렵다는 것을. 그래서 수많은 연인이 헤어짐을 겪고, 우리나라 결혼한 사람의 절반이 이혼한다. 병원에서도 기존 고객 이탈 원인에 관한 많은 연구가 있었다. 고객 만족도 저하, 의료서비스 질 불만족 같은 병원 내부 문제로 인한 원인도 있고, 병원 선택 기준 변화, 지역 이전, 사망 같은 외부 요인에 의한 원인도 있었다. 이사나 사망 같은 원인을 제외하고는 병원에서 진행되는 소통이 원활하다면 이탈을 충분히 예방할 수 있다.

하지만 많은 병원에서 손님이 '고객'이 되기로 결심한 순간(결제한 순간), 앞서 이야기한 안내, 설명, 문제 해결, 소통을 축소한다. 병원 운영의 효율을 위해서라지만, 절대 줄여서는 안 되는 진료실 응대마저 시간과 질 모두 줄이는 병원이 많다. 잡은 물고기에는 먹이를 주지 않는다는 원칙이라도 있는 걸까? 이런 모습에 고객들은 '변했어. 그 병원은 결제하면 완전 짐짝 취급이야.' 하며 실망감을 느낀다. 실망감은 이탈을 일으킨다.

고객은 병원을 결정하기 전에는 '접근 동기'로 더 좋은 쪽으로 나아가려는 경향이 강하지만, 한 병원의 고객이 된 후에는 '회피 동기'로 더 안 좋은 것을 피하려 한다. 그래서 만족스럽지 않더라도 되도록 환불이나 병원과의 마찰 없이 치료를 종료하려 한다. 그렇기에 병원에서 정말 좋지 않은 모습을 보이기 전에는 대부분 고객은 환불이나 계약 철회를 요구하는 경우가 드물다. 하지만 고객은 언제든 관계를 정리할 수 있다. 느슨하고 안일하게 관계를 유지하면 언제든 다른 병원으로 옮겨갈 수 있는 것이 고객이다. 그러므로 긴장감을 늦추지 않아야 한다.

한결같이 노력하는 모습

우리 병원의 고객이 되었을 때, 고객들이 가장 듣고 싶고, 느끼고 싶은 것은 무엇일까? 바로 한결같이 변하지 않는 모습이다. 처음에 이야기했던 것을 지키려 노력하는 모습에서 안도감을 느낀다. 물론 의료이기에 치료 결과가 좋지 않거나 부작용이 생길 수도 있다. 그럴 때는 고객과의 관계를 길게 보고 끝까지 최선을 다하는 모습을 보여주

어야 한다. 최선을 다하고 있지만, 어떻게 보여주어야 할지 모르겠다
면 고객의 감정을 헤아리는 데 최선을 다하자.

다음은 피부과 사례이다.

고객: 저는 효과가 별로 안 느껴지고 비슷한 것 같은데요. (계속

치료받아야 할까요?)

C 원장: 아직 4회 남았으니 좀 더 지켜보시죠.

같은 상황에서 H 원장은 다르게 말한다.

H 원장: 그래요, 어디 볼까요? 효과가 안 느껴진다니 마음이 안

좋으시겠네요. 얼굴 전체로 보면 효과는 나타나고 있지

만, ○○○ 님이 느끼는 만족도 또한 중요하지요. 효과를

느끼려면 어디를 개선하면 좋을까요? 저도 최선을 다해

이 부분에 효과가 나타나도록 노력할 테니, ○○○ 님도

협조해 주시겠어요?

둘의 가장 큰 차이는 고객의 감정에 공감하고 위로의 말을 건넸
는지이다. 고객이 치료 효과에 관해 이야기할 때, 무의식적으로 방어
적인 태도를 보일 수 있다. 자신의 처방에 대해 공격받는다고 느낄 수

있기 때문이다. 고객은 상황을 잘 모르니 당연히 그럴 수 있다고 생각하고 설명해야 한다. 긴 고객 관계에서 불안한 마음을 다독이고 교육하며, 끝까지 치료를 마치도록 돕는 것은 꼭 필요한 과정이다. 그 시작은 위로로 해야 한다. 그 후 같은 목표를 위해 고객과 함께 최선을 다한다는 것을 표현하자.

따뜻한 말이 만드는 따뜻한 브랜드

'위로'의 말은 고객에게 병원과 자신이 한 팀이라는 감정을 준다. 함께 이 문제를 해결하기 위해 노력하게 한다. 위로만큼 중요한 것은 '격려'이다.

위로와 격려에 관한 좋은 사례가 있어서 가져왔다. 샘혼의 '말하지 않으면 인생은 바뀌지 않는다'에 나오는 투투 대주교와 달라이 라마, 그리고 티베트 소녀의 일화이다. 고국에서 추방되어 타국에서 학교 다니던 한 티베트 소녀가 고향에 돌아가 부모를 보고 싶다며 울음을 터뜨렸다. 그때 투투 대주교는 연민의 눈길로 소녀를 바라보며 "내 마음이 무척 아프구나."라고 말했다. 달라이 라마는 "굳세게 버티렴, 이렇게 교육을 받을 수 있어서 넌 얼마나 운이 좋은지 그 사실에 집중하자. 훗날 가족들에게 도움이 될 기회를 가진거야!"라고 답했다.

투투 대주교의 말은 위로였다. 그리고 달라이 라마의 말은 상대적으로 냉담하고 퉁명스럽게 들리지만, '현실적인 격려'였다. MBTI가 T여서 감정적인 공감, 위로, 격려가 힘들다는 선생님을 만난다. 하지만 어렵지 않다. 달라이 라마의 말처럼 T여서 할 수 있는 현실적인 격려가 있다.

고객에게 전해지는 이러한 위로와 격려는 우리 병원을 '따뜻한 병원'으로 기억되게 한다. 병원의 브랜딩을 위해 홍보와 광고비에 몇천만 원을 쓰는 병원들이 있다. 하지만 진짜 병원의 브랜딩은 병원을 경험한 고객들이 만든다. 고객들이 들은 말은 지인과 이웃에게 전달되고, 어느 순간 우리 지역 커뮤니티에 '따뜻한 병원'으로 병원 이름이 오르내리게 된다. 누구나 인플루언서인 SNS 시대에 그 속도는 더욱 빨라졌다.

병원의 경험은 말에서 시작해 말로 끝난다. 다른 병원은 하지 않는 진심을 담은 '위로'의 말, 최선을 다하겠다는 '다짐'의 말, 함께 노력해 보자는 '격려'의 말, 우리 병원에서 치료를 잘 받아줘서 고맙다는 '감사'의 말까지, 따뜻한 말들로 '따뜻한 병원'이라는 브랜드를 만들자. 이만한 브랜딩이 없다.

근래 있었던 일이다. 친정어머니가 나에게 "디스크 수술 받으면 수술한 원장이 직접 편지 써주는 병원이 있다며?"라고 물어보았다.

나는 "그런 병원이 있어?" 하고 넘어갔는데 궁금해서 검색해 보았다. 1995년부터 지금까지 수술받은 고객들에게 편지를 쓰는 의사는 바로 힘찬 병원의 이수찬 원장님이었다. 따뜻한 편지 덕분일까? 힘찬 병원은 인천에서 개원한 이후 서울, 부산, 그리고 해외로 확장 중이다.

3장

들리는 컷이
다른 병원은
고객을 끌어당긴다

01
목소리가 다른 병원

이랏샤이 마세!!

　귀청이 떨어질 듯한 환영 인사를 받으며 들어선 초밥집에서는 능숙한 점원이 몇 명이 오셨는지 물어본다. 그리고 안내된 자리에서 접시 뒤편의 '당첨'을 보여주자. '축하합니다.'라는 멘트와 함께 호각과 일본식 소고를 두드리며 축하해준다. 한참 소란스러운 축하가 끝나고 나면 뽑기 통을 가져와서 상품을 뽑게 한다. 이들의 이런 명랑하고 쾌활한 응대는 결제하고 나오는 배웅에도 이어졌다. 이곳은 많은 회전초밥 프랜차이즈 중에서 가격이 아닌 경험으로 고객들을 사로잡아 웨이팅이 있는 곳이다. 다른 웨이팅 맛집을 가 본다. 코로나 시기부터 유명해져서 나도 처음에는 그 유명세 때문에 호기심에 방문했는

데, 마치 런던에 온 듯한 분위기와 신선한 경험 덕분에 이곳을 좋아
하게 되었다. 특유의 바쁘지만, 생동감 넘치는 격의 없는 응대가 마음
에 들어 근처에 있으면 가게 된다.

　　고객 경험 (C.X) 트렌드가 병원에 비해 빠르고, 재미있고 실험적
인 시도들을 많이 하는 곳은 역시 음식점이다. 벤치마킹도 하고 요
즘 트렌드도 익힐 겸 고객들이 많이 몰린다는 음식점이나 유명 카페
는 되도록 방문한다. 코로나가 끝나고 나서 가장 크게 느낀 트렌드는
'우리 매장만의 콘셉트를 더욱더 뚜렷하게' 그리고 '고객 응대에서도
'톤 앤드 매너'를 만들어 콘셉트에 일치시킨다는 것이다.

톤(Tone) 앤 매너(Manner)?

　　톤 앤 매너는 디자인과 광고에서 많이 사용하는 용어인데, 고객
에게 보여지는 것에서 일관성을 유지하는 것을 이야기한다. 톤 앤 매
너는 고객 응대에서도 굉장히 중요하다. 그렇다면 응대에서 톤이란
무엇인지 먼저 알아보자. 쉽게 생각하면 목소리 톤이 아닐까 생각할
것이다. 예전 콜센터처럼 '솔'음에 맞춰서 말하는 것이 아니다. 요즘
톤(Tone)을 이야기하기에 가장 좋은 사례가 있어 소개하고자 한다.
시간이 되는 독자라면 검색해봐도 좋다. 요즘 장원영과 박정민이 나

오는 하이볼 광고가 있다. 장원영은 럭키비키의 초긍정 마인드를 가진 아이돌이다. 피지컬과 마인드까지 천상 아이돌로 불리는 그녀의 파트너는 해당 광고에서 박정민이다. 박정민의 역할은 심드렁한 요즘 청년의 모습이다. 광고 내내 장원영과 박정민은 상반된 톤으로 말을 한다. 예를 들면 이런 식이다.

"좋아하는 친구들과 함께"(발랄하고 파이팅 넘치게)
"나 친구 없는데"(시니컬하고 건조하게)

둘의 감정적인 어조가 전혀 다르다. 긍정적이고 밝고 명랑한 장원영과 다르게, 박정민은 심드렁하고 시니컬하며, 부정적이다. 우리 병원은 장원영인가? 박정민인가? 병원에서도 위와 같이 고객과 직원의 톤이 안 맞는 경우가 종종 있다. 맞이하는 직원은 밝고 명랑한데 고객은 심각하고 우울한 경우도 있다. 병원 분위기는 밝고 따뜻한데 직원의 응대가 차갑고 냉정한 경우도 있다.

개원 병원 교육을 할 때, 나는 병원의 맞이 인사에 대해 자세히 가이드를 준다. 마냥 크고 밝은 목소리로 인사하는 것이 아니라, 병원의 규모, 입구와의 거리, 주요 질환, 분위기를 고려하여 톤을 잡아 준다. 통증이나 질환 등으로 오는 고객이 많은 병원에서는 같은 맞이 인사라도 아주 밝은 톤의 목소리와 어조보다는 차분하고 안정감을 주는 톤이 더 좋다. 그와 반대로 가볍게 접근할 수 있는 중저가 피부 시술을 하는 병원에서는 좀 더 밝고 생기 있게 맞이 인사를 해야 고객들이 친근하게 느낀다.

초진 고객인지 아니면 재진 고객인지에 따라서 톤 조절도 필요하다. 초진 고객의 경우, 목소리 사용부터 우리 병원의 톤에 맞춰 더 과장되게 어필할 필요가 있고, 재진 고객의 경우 좀 더 편안한 톤과 자연스러운 아이 컨택과 같은 비언어적 행동으로 친밀감을 표현하는 것이 좋다.

매너는 고객을 만든다

응대에서 톤이 청각적인 목소리와 어조를 통해 감성적인 부분을 표현하는 것이라면, 매너는 시각적으로 보이는 비언어적 행동과 몸가짐, 태도를 통해 그것을 구체화한 것이다. 예를 들어 응대할 때, 밝은 표정으로 미소를 짓거나 진지한 표정으로 경청하는 모습과 같이 시각적으로 고객에게 우리가 어떠한 서비스를 제공하려 하는지를 느끼게 하는 것이다.

요즘 개원한 병원은 하얀색이나 베이지 톤을 많이 사용한다. 포인트로 사용하는 색도 검정, 오크색, 주황 등으로 깔끔하고 차분하면서도 따뜻한 느낌을 선호하는 것 같다. 병원의 로고 색상에서도 이런 변화를 많이 느낀다. 예전 90년대에서 2000년대 초반에 개원한 병원들은 로고에 하늘색, 남색처럼 차갑지만, 신뢰감을 주는 청색 계열을 많이 사용했지만, 요즘에는 갈색이나 짙은 초록색처럼 따뜻하고 편안한 색상을 더 많이 사용한다.

병원의 인테리어가 비슷하여 고객은 여러 병원을 방문할 때 시각적으로 구분이 어렵다. 겨울방학에 쌍꺼풀 수술을 위해 성형외과 9곳에서 상담을 받은 고객은 그중 2곳만 기억에 남는다고 했다. 이유를 물어보니 한 곳은 인테리어가 너무 낡아서, 다른 한 곳은 원장의 상담과 직원의 응대가 남달랐기 때문이라고 했다. 고객은 아이 컨택과 열정적인 자세, 즉 매너가 남달랐던 병원을 선택했다. 나 또한 그 선택이 옳다고 생각했다. "매너가 사람을 만든다"라는 영화 킹스맨의 대사가 있다. "매너가 고객을 만든다"로 바꿔도 될 것이다.

톤 앤 매너 가이드 만들기

문제는, 톤과 매너가 접점 또는 직원마다 다른 병원이 많다는 것이다. 우리 병원에 온 고객이 '저번에 저를 치료해 준 선생님은 별로였어요.' 등으로 말한다면 우리 병원이 아직은 톤 앤 매너의 일관성이 부족하다는 것이다. 목소리 톤을 완전히 일치시키기는 어렵지만, 기본적인 병원의 톤을 정하는 것은 병원과 응대 직원을 위해 필요하다. 우리나라 3대 기획사 아이돌을 예로 들어보자. 각 소속사마다 추구하는 톤과 매너가 다르다. 예시로 장원영이 속한 그룹 아이브(IVE)만 보더라도, 인터뷰나 무대에서 다른 멤버들도 긍정적인 콘셉트 유지하며 장원영과 유사한 톤과 매너를 보인다.

모든 것을 다 정하기는 어렵다. 하지만 기본적으로 말투는 존대할 것인지, '~요.' 체를 쓸 것인지 '~습니다.'를 쓸 것 인지에 결정하자. 유머를 허용할 것인지도 중요한 문제이다. 특히 원장이 진중하고 심각한 분위기로 진료를 보는데, 다른 파트에서 가볍게 느껴질 수 있는 유머를 사용한다면 고객은 혼란스러움을 느낄 것이다. 위의 두 가지를 결정하면 우리 병원의 톤 앤 매너가 밝은 느낌인지, 차분한 느낌인지가 대략 결정된다.

또한 병원에서 사용하는 부정어를 어떻게 표현할 것인지에 대한 가이드가 있어야 한다. 부정어라는 것은 예를 들어 "안됩니다."와 같이 금지하거나 "아닙니다."와 같은 부정하는 말을 뜻한다. 그대로 표현할 것 인지, "되도록 안 하는 게 좋습니다."라고 에둘러서 이야기할 것인지에 따라 병원의 전체적인 톤 앤 매너가 영향을 받는다. 부정어는 표현 정도에 따라 5단계 정도로 나누어 볼 수 있다. 아래 표를 보자.

단계	표현 유형	예시	특징 및 효과
1단계	직설적인 금지	"~ 안 됩니다"	명확함 권위적 인상
2단계	완곡한 부정	"~ 하지 마세요"	부드러운 어투 명확한 금지
3단계	피함을 권유	"~ 피해주세요"	권유하는 사항
4단계	선택 유도 + 이유 제공	"~보단 ~가 좋아요"	직접 금지하지 않음 대안 제시
5단계	공감 + 조언 형식	"이유 설명, 그래서 ~~추천드려요"	공감과 신뢰를 이끄는 방식 다소 불명확한 지침

임의로 나눈 단계에서 우리 병원은 어느 정도 톤으로 표현할 것인지를 설정해 보자. 위와 유사하게 매너에 해당하는 것도 설정하면 좋다. 기본적인 응대 태도, 서 있을 때의 자세, 고객에게 방향을 안내할 때 손동작, 안내할 때의 위치와 자세, 공간 입장 시 일어설 것인지, 앉아서 목례만 할 것인지, 통로에서 고객을 만나면 목례를 하는 것 등으로 정하면 좋다. 병원은 전문 분야가 있고 각각의 공간이 분리되어 있어서, 다른 공간에서 어떤 톤과 매너로 응대하는지 모를 수 있다. 성형외과의 경우 원장님 진료를 보기 전에 선 상담을 하고, 원장님 진료를 보고 난 후에 또 상담을 한다. 이때 원장님과 실장의 톤과 매너가 유사할수록, 고객은 병원을 명확하게 알 수 있다. 둘의 갭이 너무 큰 경우, 실장은 최대한 많은 것을 설명하고 부드러운 어투로 응

대하는 반면 원장이 퉁명스럽고 단답형으로 응대하면 부정적인 부분이 부각될 수 있다.

그러므로 하나의 병원, 하나의 콘셉으로 우리 병원의 톤 앤 매너를 약속하고 지키도록 노력해야 한다.

02

리더의 말이 온화한 분위기를 만든다

우리나라 역사상 가장 존경받는 리더를 꼽으라면 당연히 이순신 장군일 것이다. 이순신 장군 하면 어떤 모습이 떠오르는가? 전장에서의 엄한 리더 모습이 떠오를 것이다. 고강도의 훈련을 시키는 냉정하고 철저히 계산적으로 움직이는 리더이지 않을까? 라고 생각할 수 있다. 하지만 난중일기를 통해 드러난 이순신 장군은 군율에 대해서는 원칙을 중시하는 엄한 리더였지만, 병든 병사를 걱정하며 치료를 지시하거나 전투 후 다친 부하를 걱정하는 인간적인 리더였다. 또한 전쟁터에서 최전방을 지휘하고 순방을 직접 하는 솔선수범을 보였다. 이러한 이순신 장군의 모습은 현재 병원을 경영하는 원장들에게도 귀감이 될 만하다.

병원에서 고객을 마주하는 순간은 한순간도 긴장을 놓을 수 없는 전쟁터처럼 치열하다. CS 경영에서는 고객과 만나는 순간을 M.O.T(Momonet Of Turth) 라고 한다. 진실의 순간이라는 뜻인데, 이 용어는 투우에서 투우사가 소와 싸우며 약을 올리다 마지막 순간에 소를 쓰러뜨리는 절체절명의 순간에서 기원한다. 이는 서비스 현장에서 고객을 대하는 순간이 얼마나 치열한지 알 수 있게 해주는 용어이다. 이처럼 매일 전쟁터와 같은 환자 응대 현장에서 병원의 오너이자 리더인 원장의 역할은 정말 중요하다. 병원의 리더, 어떻게 해야 할까? 이번 장에는 원장님들이 꼭 기억해야 할 3가지를 제시하려 한다.

먼저 직원들에게 알려주어라!

분명 병원에는 좋은 리더와 원장들이 있을 텐데, 업계에는 좋은 리더나 원장에 대한 훈훈한 이야기보다는 악명 높은 원장이나 진상 원장 이야기가 많다. 나 역시 내 마음에 쏙 드는 고객으로서 원장님을 만나기는 쉽지 않았다. 병원은 환자를 돌보고 좋은 결과를 얻기 위해 일하는 곳이므로, 인격적인 단점이 있더라도 의료 전문가로서 일정 수준 이상의 결과를 내고 환자들을 치료한다면 믿고 따르게 된다.

의원급 병원에서는 마음에 맞는 인력을 구하는 것이 생각보다 쉬운 일이 아니다 보니 '어떻게 해야 직원이 나가지 않는가?'에 대한 고민이 많다. 첫 번째로 나는 직원들에게 뭔가를 잘하려는 리더보다는 고객, 환자들에게 진심인 리더가 되라고 역설적으로 이야기한다. 병원에서 환자의 치료 결과를 가장 많이 보고 느끼는 사람이 원장 다음에는 직원이기 때문이다. 치료 결과가 좋지 않고 환자의 예후가 엉망이면 직원과 의료진 사이의 가장 기본적인 '신뢰'는 깨져버린다. 그래서 직원들은 고객 응대에 소극적으로 바뀌거나 방어적인 모습을 보이게 된다. 또는 아무리 높은 연봉을 제시하여 입사를 시켜도 단기간 안에 퇴사한다. 아무리 영업력이 좋은 실장이라도 호흡을 맞추던 원장이 바뀌면 일정 기간 상담 성공률이 주춤한다. 이때는 자체적으로 의료진의 실력을 검증하는 기간이다. 이러한 검증 기간이 지나고 나서야 원래 성과가 나타나게 된다.

그렇다면 고객에게 잘하고 치료 결과만 좋으면 될까? 이 모든 것을 파악하기에는 병원 업무가 많고 시간이 오래 걸린다. 그래서 직원들이 의사의 의료 수준과 질에 프라이드를 가질 수 있도록 임상 경험과 자신의 처방 이유를 설명하는 교육이 정기적으로 필요하다. 의사인 원장은 의과 대학에서 배웠고, 세미나에서 보았으며, 이전 결과를 통해 자신감 있게 처방하거나 치료하지만, 직원들에게는 생소할 수 있다. 또한 다른 곳에서 다른 치료 방법이나 처방에 익숙한 경우도 있다. 그렇기 때문에 병원 내에서 직원들에게 원장의 생각과 방법, 그 동안의 좋은 결과를 교육해야 한다. 특히 신입직원이 오거나 파트가 바뀌어 손 바뀜이 생겼다면, 당연히 처음부터 시작한다는 마음으로 기본적인 것이라도 교육해 주는 것이 필요하다. 이러한 임상 스킬과 처방에 대한 교육은 자연스럽게 원장님에 대한 존경심을 불러일으키고 치료와 처치에 대한 신뢰를 가지게 한다. 그러니 단순히 진료실에서 '어떻게 해주세요'라고 요구하는 말만 하지 말고, 왜 그렇게 하는 것이 중요한지 먼저 직원에게 교육하고 설명하자. 직원이 원장님을 바라보는 눈빛이 달라진다.

소리지르지 마라!

두 번째는 어떤 말을 해야 하는지, 하지 말아야 하는지에 대한 이야기이다. 소리를 지르거나 막말하지 말아야 한다. 너무나도 당연한 이야기이지만, 아직도 소리를 지르거나 막말하는 사람이 있다.

원장이 소리를 지르거나 막말하는 병원은 특유의 분위기를 갖게 된다. 어둡고 우울하며 직원들이 업무에서 수동적인 분위기를 갖게 된다. 나는 이런 분위기가 마치 오랜 기간 가정폭력을 당한 가정의 모습과 비슷하다고 생각한다. 우선 직원들이 지나치게 원장의 눈치를 보게 된다.

모 의원 데스크에 인사를 안 하고 뚱한 표정의 직원이 있다. 원장은 직원이 너무 마음에 들지 않아서 자르고 싶었다. 하지만 이미 그 자리에는 많은 직원들이 왔다가 2개월을 채우지 못하고 그만두곤 했다. 그러니 마음대로 자르면 인력이 부족해서 병원이 굴러가지 않는다. 울며 겨자먹기로 외부에 교육 의뢰를 해보았다. 직원은 변하지 않았다. 그래서 일대일로 코칭을 진행했다. 변하지 않았다. 그렇게 3개월이 지나고 꾸역꾸역 나오던 직원이 그만두었다. "당신의 고성과 욕설에도 참은 건, 당신을 존경해서, 병원에 애정이 있어서가 아니다. 3개월 후부터 나오는 실업급여 때문이다."라고 말했다. 이런 일이 비일비재하다. 요즘 직원들은 어떤 면에서 영악하다. 그들은 절대 참지 않는다.

어렵고 괴팍한 리더는 점점 고립된다. 보통 고립 정도가 심해지면 리더인 원장은 외로워진다. 외로우면 주변 사람을 제대로 평가하지 못한다. 이는 역사를 통해 반복되는 모습이다. 천하를 통일한 진시황은 독재체제를 강화하며 스스로를 고립시키다 간신 조고에게 국정을 맡겼다. 결국 진나라는 몰락했다. 조선왕조를 비롯해 세계 여러 나라 역사에서 자주 일어나는 일이다.

외로움은 사람을 병들게 한다. 직원의 역할은 본인 업무를 잘하는 것인데, 리더가 막말하거나 소리를 지르면 리더 주변에는 결국 소리를 질러도 괜찮은 사람이거나 리더 말에 무조건 따르는 사람만 남게 된다. 그러면 다양하고 새로운 의견이 나오기 어렵고, 병원은 딱 리더의 역량에 맞춰 성장한다. 리더가 나이가 들면 노후화되고, 리더의 역량이 부족하면 작은 병원에서 멈춰버린다. 요즘처럼 빠르게 변화하는 시대에 고립되어 변화에 따라가지 못하면 리스크가 크다.

직원들에게 잘해줄 필요 없다. 좋은 아버지는 그저 잘해주는 아버지가 아니라고 한다. 하지 않아야 할 행동을 하지 않는 아버지를 말한다고 한다. 직원들의 기분을 좋게 하려고 비싼 명품 신발을 사줄 필요는 없다. 소리 지르거나 막말만 하지 않으면 된다. 이러한 행동만 하지 않아도 병원 분위기가 좋아지고, 일을 제대로 하는 사람이 남게 된다. 그러면 당신도 일을 제대로 시킬 수 있다. 절대 막말하거나 소리 지르지 마라. 부탁한다.

명품이 아닌 감사를 전하라!

고객 만족에서 고객을 분류할 때 외부 고객과 내부 고객으로 나눈다. 외부 고객은 병원의 환자들을 의미한다. 내부 고객은 바로 나와 동료, 병원 구성원들을 의미한다. 고객 만족에는 공식이 있다. 내부 고객을 만족시켜야 외부 고객이 만족한다.

하루 8시간을 함께 생활하는 직원들과는 가족보다 더 많이 보게 된다. 하지만 각자의 공간과 영역이 다르고, 나이와 성별도 다르다 보니 어색하다. 일부 원장들은 직원들과 친해지면 머리 아프다며 적당한 거리감을 두는 게 좋다고 한다. 맞다. 엄연히 입장 차이가 있고, 그들의 요구를 모두 들어주다 보면 의사결정이 어려워질 수도 있다. 그렇다면 직원은 관리의 대상일 뿐일까? 물론 성과를 반영한 연봉이고, 근태를 확인할 때 명확한 기준을 가지고 평가하고 보상해야 한다. 하지만 그와는 별개로 당연하게 생각하지 말고, 함께 일해주는 것에 대해 감사하게 생각해야 한다.

다른 말은 안 하더라도 감사의 말은 잊지 말자. 매년 영화 시상식에는 반짝이는 스타들이 작품상과 주연상을 받는다. 그들은 수상소감에서 보이지 않는 곳에서 자신들을 도운 스태프에게 감사를 표현한다. 황정민 배우는 자신은 다 차려놓은 밥상에 숟가락만 얹었다고 표현하며, 함께 해준 스태프의 노고에 감사했다.

우리는 고객과 환자에게 최상의 의료서비스를 제공하기 위해 고객 경험이라는 작품을 함께 만드는 사람들이다. 그리고 보람과 감사를 바탕으로 살아가는 사람들이다. 월급도 통장으로 이체되고, 보너스 또한 숫자로 이체되는 세상이다. 고마움은 이체하지 말고, 얼굴을 보고 직접 표현하자.

고마움이 돌고 돌아 병원 분위기를 만들고, 리더의 말을 통해 만들어진 따뜻한 분위기는 고객들을 우리 병원에 오게 한다.

병원의 원장으로써 꼭 할 일 5가지와 하지 말아야 할 일 5가지를 작성해 보자.

원장 리더십 10 계명 써보기	
꼭 할 일	하지 말아야 할일
1	1
2	2
3	3
4	4
5	5

전문가로 보이는
가장 좋은 방법

그녀가 등장하는 순간 사람들은 이야기를 들을 준비가 되었다. 이유도 모른 채 그녀와 강한 동질감을 느꼈다.

위에서 설명한 일은 2024년 가장 센세이션했던 기자 회견으로 기억될 민희진 어도어 전 대표의 기자 회견에 대한 인상이다. 우리나라에서 가장 유명한 비쥬얼 디렉터인 민희진 전 대표는 다양한 시각적인 시도를 통해 대중들에게 소녀시대와 F(x), Exo와 같은 아이돌 그룹의 차별성을 각인시켰다. 그녀는 기자 회견에서 다시 한번 본인의 비주얼 디렉팅 능력을 보여주었다.

이미 1년 전의 일이다. 현재 법정에서 하이브의 손을 들어주고 있어 2024년 당시 여론과 대중의 반응과는 많이 달라졌다. 하지만 당시

1차 기자 회견의 승자는 민희진 대표였다. 그녀가 기자 회견에서 한 과격한 발언도 유명했지만, 이슈가 된 이유는 보이는 것 때문이었다. 자신에 대한 사람들의 '고연봉자'와 '대표'라는 직함에 대한 편견을 말로 깨뜨리지 않고, 비주얼로 깨뜨렸다. 후줄근해 보이는 티셔츠와 3만 8천 원짜리 볼캡은 기자 회견이라는 격식 있는 자리에서 현장 근무 후 나온 듯한 모습을 연출했고, 그 덕에 그녀는 엔터테인먼트 업계의 일반적인 노동자를 대변했다. 회사 내 만연한 갑질과 성차별적인 문화에 대해 열변을 토한 그날, 그녀가 입고 온 옷과 모자는 품절되었다. 말에 관해서 이야기하고 있지만, 절대로 무시해서는 안 되는 것 바로 시각적인 이미지 메이킹이다.

눈이 귀를 연다

앞서 이야기한 사례에서 보였듯이 사람들은 시각적인 정보를 청각 정보보다 빨리 받아들이고 더 신뢰한다. 이러한 예로 가장 유명한 것이 바로 '메리비안의 법칙(Mehrabian's Rule)'이다. 이는 첫인상을 결정짓는 요소를 시각적(Visual), 청각적(Vocal), 언어적(Verbal)으로 분류하여 우리가 상대를 판단하는 데 가장 큰 영향을 미치는 것이 무엇인지를 나타낸 실험이다. 각각의 요소에 대해 살펴보자면, 언어적 요소(Verbal)는 말의 내용과 의미, 단어 자체의 영향력을 이야기하며 약 7% 정도의 영향력을 가진다. 청각적 요소(Vocal)는 귀에 들리는 상대의 음성의 톤과 속도, 억양, 높낮이를 이야기한다. 이미 우리는 앞 장에서 병원만의 목소리 톤과 매너를 설정하는 것을 이야기했는데, 그 이유는 무려 첫인상의 38%에 영향을 미치기 때문이다. 마지막 시각적 요소는 표정, 자세, 몸짓, 시선, 보여지는 이미지 등이다. 영향력은 55%로, 절반 이상의 절대적인 영향력을 가진 것이 시각이다. 우리 뇌는 청각적인 것에 반응하는 속도가 더 빠르지만, 그것만으로는 사람이나 상황에 대한 확신을 가지지는 않는다. 시각적인 이미지가 뇌에 전달될 때 비로소 '확신'을 가지게 된다.

이전에 중국에서 거주했던 아파트는 종종 화재 경보가 울리곤 했다. 중국은 주방의 가스레인지 불이 워낙 크고, 우리나라처럼 제사 문화가 있어서 집에서 종이를 태우는 경우가 많았다. 화재 경보가 자주 울리곤 했다. 경보는 자주 울렸지만, 한 번도 대피한 적은 없었다. 그러던 어느 겨울날, 우리 집 문 앞에 자욱한 연기가 들어왔다. 나는 반사적으로 아이의 손을 잡고 14층에서 1층까지 혼비백산하여 뛰어 내려왔다. 곧 화재 경보가 울렸고, 나와 아이는 1층에서 상황을 지켜보고 있었다. 다행히 제사 때 종이를 너무 많이 태웠다는 안내를 듣고 집으로 돌아갈 수 있었다. 눈 쌓인 아파트 1층에서 반팔과 슬리퍼 차림으로 나와 아이가 서로를 보며 허탈하게 웃었던 기억이 있다. 화재 경보에는 움직이지 않던 나를 도망치게 한 것은 시각적인 정보, 즉 연기였다는 것이다.

병원에서는 친절함을 강조하기 위해 다들 친절한 말투와 상냥한 언어를 사용한다. 그런데 그 언어가 제대로 전달되지 못하는 이유는 시각적인 이미지의 불일치에 있다. 이러한 불일치는 고객에게 '확신'을 주지 않는다. 고객이 귀를 열고 말을 듣게 하려면 우리 병원에 맞는 적합한 이미지 메이킹이 필요하다.

전문적인 이미지를 만들자

이미지 메이킹에서 가장 중요한 것은 '상대가 보고 싶어 하는 것'과 '내가 보여주고 싶은 것'의 밸런스를 맞추는 것이다. 다양하고 매력적인 이미지들이 많은 엔터테인먼트 업계나 다른 서비스업에서는 다양한 고객 니즈에 맞춰 이미지 메이킹 또한 다양하다. 병원에서 고객들이 원하는 이미지는 한정적이고 전형적이다. 바로 '전문적이고 친절한 이미지'이다.

각 단어가 이야기하는 이미지를 시각적으로 제시해 보겠다. 우선, 전문적인 이미지란 무엇일까? 눈을 감고 상상해 보자. 지금 책을 읽고 있는 당신이 병원에 갔다고 가정해 보자. 나를 진료하는 의료진은 어떻게 하고 있으면 좋을까? 맞다. 유니폼을 입고 깨끗하고 정갈해야 한다. 명찰을 착용하여 신원을 분명히 확인할 수 있고, 헤어스타일은 정돈되어 있으며 손톱은 청결해야 한다. 양말과 신발까지 깔끔해야 한다. 거울을 보며 '나 정도면 잘하고 있지, 유니폼도 입고 있고'라고 생각하며 늘 듣는 잔소리라고 여길 수 있다. 이미지 메이킹 역시 디테일이 중요하다. 내가 디테일까지 잘 챙겼는지 확인해 보자.

- 병원에서 착용하는 신발(크록스, 실내화)의 꾸밈(지비츠)이 5개 이상 달려 있지는 않은가?
- 신발 착용 시 발목 양말 등을 착용하여 복숭아뼈가 보이는 것은 아닌가?
- 유니폼을 다려 입지 않는 것은 아닌가?
- 계절에 상관없이 병원 안은 서늘하므로 가디건이나 덧가운을 입고 있는다.
- 가디건이나 겉옷을 입을 때에는 자연스러운 느낌이 들도록 살짝 걸친다. 어깨에서 거의 벗겨지려고 한다.
- 반짝이거나 큰 헤어핀과 액세서리로 나의 개성을 살린다.

위의 사례를 든 이유는 의원급 병원 방문 시 가장 흔하게 보이는 모습이기 때문이다. 안타까운 점은 흔하고 일상적인 모습이 고객에게 '부정적인 확신'을 줄 수 있다는 것이다. 그 확신은 '저는 제 일에 대한 전문성보다는 꾸미는 게 더 좋아요.'와 같은 시그널을 주는 것이다. 병원 근무 시 동일한 멘트로 응대해도 고객의 불만이 많거나 고객이 선호하지 않는 직원들은 부정적인 시각 단서를 많이 가지고 있다. 이미지 메이킹은 병원 내에서 나의 전문성을 지키는 강력한 갑옷이다. 그러니 꼭 챙기자. 나를 위해 전문적인 이미지 메이킹에 신경 쓰자.

구분	체크 항목	체크 여부
두발	머리는 깨끗이 감고 단정하게 정리하였습니까? (긴 머리의 경우 깔끔하게 묶었는가?)	☐
	밝고 단정한 헤어스타일을 유지했습니까? (튀는 염색, 과도한 스타일링 지양)	☐
얼굴 및 피부	얼굴과 피부는 청결하고, 자연스럽고 단정한 화장 상태입니까?	☐
	메이크업은 고객에게 편안하고 깨끗한 인상을 주도록 적절하게 했습니까?	☐
액세서리	눈에 띄는 화려한 헤어핀이나 액세서리는 착용하지 않았습니까?	☐
	귀걸이나 목걸이 등 액세서리는 작고 심플한 스타일을 선택했습니까?	☐
유니폼	유니폼은 깨끗하게 세탁하고 잘 다림질되어 있습니까?	☐
	유니폼의 사이즈가 몸에 잘 맞아, 지나치게 타이트하거나 헐렁하지 않습니까?	☐
	유니폼 상의의 단추, 지퍼 등은 모두 잠그고 정리하였습니까?	☐
	유니폼에 명찰을 올바른 위치에 정확히 착용했습니까?	☐
겉옷 (가디건 등)	가디건 또는 겉옷을 입을 경우, 어깨나 팔에서 흘러내리지 않도록 단정히 착용했습니까?	☐
	가디건이나 겉옷은 병원의 규정을 준수합니까? 너무 노후하거나 보풀은 없습니까?	☐

손 및 손톱 관리	손톱은 깨끗이 정리하고 적당한 길이를 유지했습니까?	☐
	손톱에 화려한 컬러의 네일아트 대신 자연스러운 투명색 또는 깔끔한 단색 네일을 선택했습니까?	☐
	반지, 팔찌는 업무 중 불필요한 액세서리로 인식될 수 있어 최소화했습니까?	☐
하의 및 양말	하의는 단정하게 착용하고, 지나치게 짧거나 긴 기장이 아닌 적절한 길이입니까?	☐
	발목이 드러나지 않는 적절한 길이의 양말을 착용했습니까?	☐
실내화 (신발)	실내화 또는 업무용 신발은 깨끗하고 단정한 상태입니까?	☐
	실내화에 과도한 장식(자비츠 등)을 사용하지 않았습니까? (장식은 1~2개 정도 권장)	☐

유연한 표정과 생기를 넣는 메이크업

병원에서 친절해 보이기 위해서는 어떻게 해야 할까? 이에 대한 궁금증은 제게 큰 숙제였습니다. 다른 서비스 업에서는 '미소'를 무기로 친절함을 어필했는데, 종종 이 '미소'가 고객들에게 비공감으로 느껴지는 경우가 많았기 때문이다. 나 역시도 초기 CS교육을 받을 때에는 입이 찢어져라 웃어 보았는데 종종 '비웃는 거냐? 좋은 일 있으신 가봐요?' 등으로 울지 못해 웃는 경우가 많았다.

그러다 고객들이 원하는 친절한 이미지는 미소를 뜻하는 게 아니라는 것을 알게 되었다. 바로 표정을 유연하게 사용하는 것이었다. 고객이 불편함을 이야기하면 불편함에 공감하는 표정을 짓고, 슬픔을 이야기하면 슬픈 표정을 지으며, 진지할 때는 진지한 표정을 짓는 등 인간 대 인간으로 자연스럽고 유연하게 변화하는 것이다. 말콤 글래드웰의 '타인의 해석'에는 살인사건 재판장에서 친구와 웃었다는 이유로 1심에서 유죄를 받은 '아만다 녹스'의 사례가 나온다. 사람들이 기대하는 표정(친구가 죽었기 때문에 슬퍼하는 표정)을 짓지 않은 대가로 그녀는 긴 시간 수감생활을 해야 했다. 그만큼 사람들은 눈에 보이는 상대의 표정과 반응에 민감하다는 것을 방증한다. 그러므로 무표정하거나 예측하기 어려운 반응은 고객에게 "불친절하다, 나에게 무관심하다"라는 인상을 줄 수 있다. 따라서 유연한 표정으로 공감을 표현해야 한다.

다만 여성의 경우, 메이크업이 적절하지 않으면 표정과 감정이 의도와 다르게 표현될 수 있으므로 주의해야 한다. 병원 내 메이크업은 과하지 않게 생기를 더하는 정도로 자연스럽게 하는 것이 좋다. "자연스럽게"를 강조하며 쌩얼로 자연스러움을 어필하는 경우가 있는데, 화장 유무만으로 '프로답다', '아니다'를 판단하는 고객도 있으므로 병원에서는 적절한 메이크업을 하는 것이 좋다.

04

인수인계보다
중요한 '일관성'

3년 전 어느 날이었다. 아이와 함께 집 앞 공원을 찾았는데, '공중 걷기'라는 운동기구가 있었다. 공중에 떠 있어 다리가 땅에 닿지 않지만, 두 발을 걷는 것처럼 움직이는 이 기구는 동작이 쉬워 아이와 나에게 매력적으로 다가왔다. 평상시 러닝을 꾸준히 해서 신체 활동에 자신감이 넘치던 당시의 나는 조금은 우쭐한 마음으로 아이에게 시범을 보였다. 하나, 둘, 셋, 휙휙 소리와 함께 점점 속도가 붙고, 덩달아 신이 났다. 다리를 최대한 크고 힘차게 벌리는 순간. 뿌지직! 엉덩이와 다리 사이의 무엇인가 찢어지는 듯한 통증이 왔다. 아차 싶었다! 다행히 큰 통증은 없었다. 운동을 마무리하고, 일시적인 불편함이겠거니 하고 집으로 돌아와 일상을 보냈다. 문제는 다음 날 아침, 자고 일어났는데 다리를 못 움직일 정도로 통증이 심했다. 처음 겪는 정말 뼛속 깊은 곳의 통증이었다. 절뚝거리며 정형외과를 찾았고, 고관절 인대가 찢어지고 물이 찼다는 설명과 함께 고관절염 진단을 받았다. 이렇게 나에게 고관절염이 찾아왔다.

운동을 좋아해 러닝, 웨이트 트레이닝, 요가 등 한번 움직이면 체력의 한계까지 움직이고, 업무 시간에는 4~5시간 동안 자리에서 움직이지 않는 나는 종종 재발했다.

덕분에 자연스럽게 정형외과, 통증의학과, 재활의학과 등을 자주 이용하게 되었다. 고관절염 치료는 약물치료와 물리치료를 병행하므로 주기적으로 병원을 방문한다. 환자로 치료를 받으러 병원을 경험할수록 고객에게 병원의 '일관성' 있는 응대가 얼마나 중요한지 알게 된다.

따뜻한 고객 경험이라는 작품

병원을 오케스트라에 비유하는 표현은 대학원 시절 의료서비스 조직론에서 접했다. 정말 찰떡 같은 비유이다. 클래식을 좋아하지 않더라도 오케스트라가 현악기, 관악기, 타악기 등 서로 다른 역할과 소리를 가진 파트들로 구성되어 있다는 것을 알 것이다. 병원도 의사, 간호사, 행정, 원무, 검사실, 치료실 등 각 부서가 고유한 전문성을 가진다. 그리고 각각의 파트가 제 역할을 정확히 수행해야 제대로 된 고객 경험을 만들 수 있다. 우리가 되고자 하는 '따뜻함을 느끼게 하는 고객 경험'이 오케스트라가 연주하는 작품이라고 생각해 보자. 앞서 목소리와 태도의 톤 앤 매너를 맞추는 작업은 파트별 음을 조율하는 과정과 같았다. 이제 본격적으로 합주를 시작해야 한다. 각 파트별 고객 응대가 모여 하나의 작품을 만든다.

병원에서 고객 경험이 매끄럽게 잘 이루어지려면 파트 내외로 업무 인수인계가 잘 이루어져야 한다. 그런데 인수인계에만 집중하면 종종 불협화음을 만들어 낸다. 업무적으로는 나무랄 데 없지만 고객 입장에서는 불편함이 생기는 것이다. 다음은 나의 사례이다.

원장님의 진료 스타일도 마음에 들고 초음파도 잘 봐서 신뢰가 갔던 병원이 있었다. 체외충격파 치료를 안내받고 총 4회 정도 내원하여 받았는데, 매번 치료해 주시는 물리치료사 선생님이 달랐다. 문제는 치료를 받을 때였다. 충격파를 받을 때 1인실에서 치료를 받게 되니 자연스럽게 증상과 원인에 대해 이야기를 나누게 되었는데, 운동 여부에 대해 선생님마다 의견이 달랐다. 원장님은 '운동을 최대한 자제하고 쉬세요.'라고 이야기를 하였는데, 한 물리치료사 선생님은 '요가는 아주 통증이 심하지 않으면 하세요.'라고 말하였고, 다른 물리치료사 선생님은 직접 셀프 스트레칭 운동을 알려주었다. 문제는 병원 동선상, 원장을 다시 뵙지 않고 수납 후 귀가하여 다음 방문 전까지 운동하는 것이 좋을지 모호한 상태였다.

이러한 문제는 병원 규모가 클수록 내부에서 고객 정보 챠팅이 제대로 되지 않거나 소통이 원활하지 않으면 나타나는 현상이다. 흔히 공장식 병원이라고 하는 곳에서 기계적으로 고객을 치료하다 보면 위와 같은 불협화음이 발생하는데, 이는 충분히 예방할 수 있다.

불협화음을 줄이는 방법

위와 같은 불협화음은 원장실과 치료실의 물리적 거리, 그리고 소통 부재로 인해 흔히 발생한다. 실시간으로 이동이 쉬운 종이 슬릿과 유사한 간이 차트를 이용하여 확인에 가까운 단순한 소통과 공유를 하는 경우가 많이 발생한다. 종이 간이 차트를 사용하는 것은 환자 정보를 구두로 전달하지 않아도 되고, 이동이 편리하여 좋지만, 챠팅 공간이 좁다 보니 고객의 주 증상과 히스토리에 대해 자세히 적기 어렵고, 고객이 문의한 내용에 대해서도 파트별로 누적 기록이 되지 않는다. 또한 종이에 적은 내용을 다시 전자차트에 옮기는 것이 하나의 업무가 되므로 '간이 차트'는 계륵과 같은 물건이 된다.

적극적으로 초기 적응기의 불편함이 있더라도, 모두가 전자 차트를 디테일하게 작성하고, 환자를 보기 전에 이전 기록을 확인하는 것을 습관화해야 한다. 전자 차트에, 고객에 관한 내용이 자세히 기록되어 있으면 모두가 그것을 확인하고, 동일한 답변을 해줄 수 있기 때문이다. 위의 사례에서 보았던 병원의 경우, 원장님이 고객의 질문에 대해 미리 전자 차트에 작성하고, 치료팀에서 먼저 치료 부위와 증상만을 확인하는 것이 아니라 궁금해했던 상황에 대해 숙지했다면 좀 더 부드럽게 소통하고 서로 상충 되는 이야기를 하지 않았을 것이다.

아래는 병원용 소통에 필요한 차팅 리스트의 샘플이다. 정형외과 기준으로 조사했다.

약어	필수 항목	기록 포인트	표준 문구(예시, 한글)
CC	Chief Complaint	주호소 (부위/측/양상)	"우측 무릎 통증으로 내원하였으며 계단 오를 때 악화됩니다"
MOI	Mechanism of Injury	손상 기전/시점/경과	"어제 저녁 축구 중 회전 동작 이후 통증 시작"
PAIN	Pain Scale & Pattern	NRS, 악화/완화 인자	"통증 NRS 7/10, 보행 시 악화, 휴식 시 완화"
FXN	Functional Impact	일상/직무/스포츠 영향	"장거리 보행 및 쪼그림 동작 제한 보고"
HPI	History of Present Illness	현병력·과거치료	"물리치료 4회, NSAID 1주 사용, 호전 제한"
NV	NeuroVascular Status	감각/운동/혈류	"SLR 음성, 감각저하 없음, 말초맥 촉지 양호"

PE-ORT	Ortho Physical Exam	시진/촉진/ROM/ 근력	"부종 경도(+), 관절틈 촉진통(+), ROM 0-120°, Q근 4/5"
CONSENT	Informed Consent	시술/주사 동의	"주사 치료의 효과·위험· 대안 설명 후 구두/서면 동의 획득"
HEP	Home Exercise Program	가정운동/빈도	"대퇴사두근 강화/햄스트링 스트레칭 하루 2회 교육"
F/U	Follow-up	추적계획/경고증상	"2주 후 재내원, 통증 급증· 감각 이상 시 즉시 연락 안내"
COMM	Communication Log	환자/보호자/ 부서간 공통문장	"동일 안내 문구로 상담·수납에 공유 완료"

소개로 오는 고객만 한 달에 100명이 넘는 그 지역에서 친절하기로 유명한 치과를 방문하여 직원들의 업무 일과를 모니터링한 적이 있다. 매일 마감하기 전, 다음 날 예약을 잡은 150명이 넘는 고객들의 차트를 담당 직원들이 열람하고 확인하는 모습이 인상적이었다. 그리고 거기에서 그치지 않고 다음 날 아침 오픈 전 조회 시간에 당일 방문할 고객들 중 특이 사항이 있거나 기억해야 하는 고객들을 전 직원이 공유했다. 이렇게 매일 누적하여 병원이 고객 응대의 불협화음을 줄이기 위해 노력하니, 이 병원은 한번 온 고객은 기억해 주는 병원, 내가 전화로 물어본 것은 내원하면 바로 해결해 주는 병원으로 유명하였다.

인수인계가 '환자를 업무로 넘기는 기술'이라면, 차팅을 통한 응대의 일관성은 '병원의 신뢰를 지키는 약속'이다. 고객은 병원을 한 파트별로 쪼개서 기억하지 않는다. 병원의 고객 경험을 하나로 묶는 힘은 일관성에서 나온다.

우리 병원만의 라이트 모티프 만들기

작곡가 바그너의 오페라 작품은 길이도 길고 세계관이 방대하여 이해하기가 힘들다. 하지만 그럼에도 세계적으로 많은 팬들이 있다. 그의 작곡법을 현대 영화 음악의 시초라고 말하는데 그 이유는 그가 만든 라이트 모티프 때문이다. 라이트(Leiten)는 독일어로 '이끌다'와 모티프(Motiv), 즉 동기가 합쳐진 말이다. 영화나 드라마에서 특정 인물이나 특정 상황에 동일한 음악이 반복적으로 나와 이들의 감정을 극대화하거나 그들의 감정을 바로 알 수 있게 하는 것이 라이트 모티프의 영향을 받은 것이다.

대표적으로 멜로망스의 '사랑인가 봐'만 나오면 등장인물이 사랑에 빠지리라는 것을 알 수 있는 것과 같다. 이러한 라이트 모티프의 심리적 효과는 병원에서도 충분히 활용할 수 있다. 동일한 모티프를 반복 사용해 관객의 감정을 한 줄로 엮듯, 병원 역시 고객 접점마다 같은 메시지와 철학을 반복적으로 전달할 수 있다. 예를 들어 '우리 병원은 비수술적 치료를 최우선 하는 병원입니다.'와 같은 말들을 전 파트에서 반복해서 고객에게 해주는 것이다.

그 외에도 특정 파트를 안내하거나 설명할 때 '저희 친절한 치료사 선생님들', '저희 섬세한 관리사 선생님들', '꼼꼼한 원장님' 등으로 파트별 모티프를 활용할 수 있다. 이처럼 병원 내부에서 생성된 라이트 모티프는 고객 후기에도 즉각적으로 반영된다. 무엇보다 이러한 라이트 모티프는 내부고객인 직원들에게 일관성 있는 응대를 유도하는 동기가 된다.

오케스트라가 하나의 악보로 충실히 연주하여 완벽한 하모니를 만들어내듯, 병원의 모든 직원이 같은 이야기를 같은 톤으로 전달할 때, 고객 경험은 비로소 '작품'이 된다.

05
무해한 관심으로부터의 시작

원키우미 비쥬얼 디렉터인 바네사 선생님은 원키우미, 내에서 그 외에도 큰 역할을 하는데, 바로 나의 다양한 아이디어와 공상, 망상에 가까운 이야기를 듣고 판단해 주는 역할이다. 그날도 갑자기 떠오른 '무해한 관심'이라는 단어를 그녀에게 설명하고 있었다. 나조차도 정리가 안 된 이야기를 날것으로 하니, 그녀는 도통 알아들을 수 없다는 표정이었다. 그녀가 참을성을 최대한 발휘하여 나에게 질문하였다.

"알아듣게 구체적으로 이야기해 줘."

맞다. 이런 과정을 세 번 정도 거치고 나서 '무해한 관심'이 정의되었다. 이제부터 내가 하려는 이야기는 난해하다. 물론 최대한 많은 예시를 들어 설명하겠지만 모호하게 느껴지는 것이 당연하다. 그래도 포기하지 않고 설명하겠다.

사랑의 반대말은 무관심

혹시 위의 말을 들어본 적이 있는가? 사랑의 반대말은 미움이 아니라 무관심이라는 말. 아마도 미워하기 위해서는 어찌 됐든 상대에 관심이 있어야 한다. 미워한다는 것 자체가 그 대상에 감정을 쏟고 있다는 의미다. 아무런 감정도, 관심도 없는 무관심이 사랑의 반대인 것은 맞는 듯하다.

나는 무관심 속에 살아간다. 가끔 무관심 속에서 누군가가 죽었다는 뉴스나 신문 기사를 접한다. 나 이외의 사람들에게 무관심해지는 것이 현대 사회를 살아가는 미덕이 되었다고 한다. 하지만 실제로 우리는 타인에게 무관심하지 않다. 누군가의 잘못에 득달같이 달려와 악플을 다는 사람들을 보거나, 하루 종일 내 주변인들의 일상을 SNS를 통해 실시간으로 모니터링하는 나를 보면 타인에게 관심이 많다는 것을 알 수 있다. 다만 그 관심이 핸드폰 속의 '좋아요'와 '하트'로 표현될 뿐이다.

안타깝게도 우리 병원을 찾아오는 고객에게 '좋아요'와 '하트' 표시를 눌러줄 수는 없다. 고객은 바로 나의 눈앞, 손을 뻗으면 닿을 곳에 있다. 우리는 고객에게 어떤 관심을 주고 있나? 고정된 사진이 아닌, 움직이고 말하는 고객에게 우리는 무관심하다. 고객이 병원을 어떻게 이용하는지, 접수 시 어떤 표정을 짓는지, 진단명을 들었을 때 슬펐는지, 놀랐는지, 아니면 화를 냈는지 모른다.

고객을 업무로만 바라보는 '핀홀'

이러한 무관심의 원인은 고객을 '일', 즉 업무로만 바라보는 시선 때문이다. 올해 넷플릭스에서 방영한 '폭삭 속았수다'에서 나이 든 애순(문소리 분)과 관식(박해준 분)이 종합병원을 방문하여 진료 전, 진료 중, 진료 후 병원 여기저기를 동분서주하며 당혹해하는 영상이 화제가 되었다. 영상에는 '현실 고증이 제대로 되었다'는 의견이 많았다. 환자나 보호자의 상태, 감정 등에는 무관심한 병원. 격무로 인해 효율적으로 '업무'를 처리하는 데 급급한 의료진들과 병원 직원들의 모습에서 공감을 얻었다.

종합병원만 그러할까? 의원급이라도 병원 고객이 많으면 많을수록 인간적인 관심을 가지기는 힘들다. 나는 이것을 핀홀 효과라고 말하는데, '핀홀'은 아주 작은 구멍을 뜻한다. 카메라의 핀홀 카메라처럼 시야가 그 작은 구멍을 통해서만 보이게 되면 주변 전체 맥락은 보지 못하고 일부에만 집중하게 된다. 정해진 시간 안에 많은 고객을 봐야 하므로, 꼭 해야 하는 말, 행동, 증상에만 집중하게 되고, 그 외의 것들은 보이지 않게 된다. 마치 작은 구멍으로 세상을 보는 듯한 현상이 생긴다. 그래서 집중하지 않는 것들에 대해서는 무시하고 무관심해진다.

이러한 핀홀 효과의 대표적인 예가 외국인 고객이다. 강남 지역에는 외국인 고객 대상의 미용 성형 병원이 많은데, 이 병원들은 각 나라별 중개를 해주는 에이전시나 코디네이터, 실장 등을 고용한다.

이들은 병원 입장에서는 동일한 고객이고, 국가적 차원에서는 의료관광을 온 소중한 자원이다. 하지만 많은 병원에서 전담 인력을 제외하고는 외국인 고객에게 인사나 응대를 잘 하지 않는다. 분명 우리 병원에서 어제 수술받고 귀가한 외국인 고객인데도 인사를 하지 않는다. 특히 한국인 직원만 있는 경우, 고개를 돌리거나 외면한다. 마치 투명 핀홀 안경을 씌운 것처럼 행동한다. 왜 그런지 궁금해서 "왜 인사 안 하나요?" 하고 물어보았다. "영어로 인사하면 자꾸 와서 물어봐요."가 그들의 답이었다.

일단 핀홀 안경을 쓰게 되면 벗기가 힘들다. 우리는 러한 핀홀을 벗기 위해 노력해야 한다. 그러한 노력의 첫 번째가 목적성 없는 관심을 가지는 것이다.

배려를 위한 전 단계, 무해한 관심

무해한 관심이란 고객에게 관심을 가지되, 상대가 부담을 느끼지 않도록 하는 것을 뜻한다. 이는 소리 없는 배려를 하기 위한 첫 단계이다.

예를 들면 다음과 같다.

- 병원 복도에서 고객을 마주쳤을 때, 가볍게 목례를 한다.
- 진료실에서 진료를 보던 중 긴장한 고객이 사례가 들렸는지 켁켁거린다. 그때 말없이 물을 떠다준다.
- 진료 후 콧물이 흐르는 고객에게 휴지를 바로 손에 쥐여 준다.
- 고객이 어린아이를 데리고 왔을 때, 아이를 귀여워한다. 귀엽다고 칭찬한다.
- 고객이 대기석에 앉아 있는데 두리번거릴 때, 도와드릴 것이 있는지 물어본다.
- 외국인 고객이 병원에 내원했을 때, 한국말로 인사를 한다.
  (한국말로 인사를 하면 그나마 외국어로 질문하지 않는다)
- 고객이 예약 시간에 늦은 줄 알고 뛰어왔다. 안심해도 된다고 이야기한다.
- 고객이 접수 창구에서 작은 글씨의 문진표나 패드 접수를 힘들어하는 모습이 보인다. 도와드릴지 물어본다.
- 대기석이 가득 차 고객이 멀뚱히 서 있다. 앉을 자리를 같이 찾아본다.

고개를 들어 고객을 바라보고 관찰해 보자. 고객을 바라보는 것부터 연습해 보자. 교육 때, 무해한 관심에 관해서 이야기하니, "눈이 마주치면 어떻게 해요?" 신입직원이 물어보았다. 답은 하나다. "쓱~ 가볍게 미소." 그거면 충분하다. 무해한 관심은 '영업'의 목적이 흐릿할 때 더욱 진가를 발휘한다. 고객에게 쏟은 무해한 관심은 고객에게 '진정성'을 인정받는 계기가 된다. 또한 고객을 이해하는 첫 단계이다. 고객도 꽃도 자세히 보아야 예쁘다. 아래에 '나의 무해한 관심 실천 지수'가 있다. 지금부터 실천해 보자. 어느 순간 보이지 않던 고객이 눈에 들어온다.

나의 '무해한 관심' 실천 지수 체크리스트		
번호	점검문항	예/ 아니오
1	고객과 눈이 마주치면 자연스럽게 미소나 목례로 응대한다	□ 예 / □ 아니오
2	고객의 표정, 태도, 몸짓에서 불편함이나 필요를 관찰하려 노력한다	□ 예 / □ 아니오
3	말로 묻기 전에 먼저 행동으로 작은 도움을 준 적이 있다	□ 예 / □ 아니오
4	외국인이나 낯선 고객에게도 주저 없이 간단한 인사나 친근한 제스처를 건넨다	□ 예 / □ 아니오
5	고객의 상황 변화(추위, 더위, 불편한 자세 등)를 보고 환경을 조정해 준 경험이 있다	□ 예 / □ 아니오
6	대기 중인 고객이 지루하거나 불안해 보일 때 가볍게 안심시키는 말을 건넨다	□ 예 / □ 아니오

| 7 | 내 업무 범위를 벗어나더라도 고객의 불편을 줄이는 행동을 한 적이 있다 | □ 예 / □ 아니오 |
| 8 | 영업 목적이 전혀 없는 순간에도 고객에게 호의적인 관심을 표현한다 | □ 예 / □ 아니오 |

06

화룡점정

위고비가 한국에 상륙하기 전에 많은 다이어트 관련 업체들은 긴장했다. 특히 다이어트 한약을 주력으로 하는 한의원들은 그 검증된 효과 때문에 병원 매출에 큰 영향을 받지 않을까 걱정했다. 결론적으로 위고비는 위고비이고, 다이어트 한약은 다이어트 한약이었다. 물론 도입된 지 1년이 채 되지 않았으니 더 장기적인 시각으로 바라봐야겠지만, 단기적으로는 꽤 선방하는 다이어트 한약이다.

이러한 결과가 나타나는 것에 나는 다소 의아함을 느꼈다. 왜 고객은 임상 결과가 검증된 위고비를 선택하지 않고 굳이 번거로운 한약을 먹을까? 이런 선택을 한 고객들의 이야기를 들어보며 고객들이 생각하는 전문가는 누구이며, 그들이 어떤 말을 듣고 싶어 하는지를 알 수 있다.

의료전문가는 제품 판매인이 아니다

의료전문가는 제품 판매인이 아니다. 의료전문가로서 해당 약을 처방하고 처방 이후까지 책임지는 모습을 보여야 한다. 위고비의 경우 많은 고객이 가격이 저렴하고 빨리 처방받을 수 있는 곳을 찾았다. 즉, 판매하는 의료전문가의 역할은 작고 제품 자체의 파워가 센 것이다. 그렇기에 굳이 특정 병원에 충성해야 할 이유를 찾지 못한다. 이러한 상황에서 위고비 처방을 위해 진행하는 진료 시, 고객들에게 우리 병원을 찾아야 하는 이유를 제시해야 한다. 단순 처방과 주의 사항 설명뿐 아니라, 임상 경험이 풍부한 전문가로서, 위고비 성분과 비만 처방에 관해 연구한 연구자로서 해줄 수 있는 이야기를 하는 것이 중요하다. 가능하면 생생하게 전달해야 한다.

생생한 전달 방식은 다음과 같다.

"처방받은 분 중 10명 중 7명은 울렁거림과 같은 불편함을 느낍니다. 자주 발생하는 증상이니, 그런 증상이 있을 때 이 약을 드세요." 이 말을 다음과 같이 표현할 수 있다.

"제가 위고비를 처방한 분 중 꽤 많은 분이 불편함을 느끼셨습니다. 가장 흔하게는 오심이나 구토 증상이 있었어요. 그럴 때 가장 먼저 드시는 생각이 '이걸 계속해도 되나?'라는 생각이 드실 거예요. 그러니 임의로 중단하지 마시고, 바로 병원에 내원하거나 연락 주세요. 되도록 내원하시어 진료를 보시는 것을 추천해 드립니다. 내원이 힘드실 경우에는…"

이렇게 말하면 의료전문가로서 해당 케이스에 대한 경험이 많고, 처방 이후 고객의 심리 변화와 대처법을 설명해 주므로 위고비를 믿고 처방받게 된다.

물론 위고비를 예시로 들었지만, 위고비뿐 아니라 다양한 처방으로 효과를 볼 수 있는 것들에 접근할 때, 많은 병원에서 단순 중간상 정도로만 설명하는 점이 아쉽다.

고객 관점에서 얼마나 많이 생각해 보았는가?

고객의 불편함에 얼마나 공감하고, 그 불편함에 대해 어떻게 설명해야 하는지 고민한 병원들은 말에서 차이가 드러난다. 나는 이와 같은 상황을 아이 저녁 식사를 준비하다가 느낀 적이 있다.

아이에게 갈비탕을 끓여준 날이었다. 나는 2시간 넘게 충분히 고기를 삶고 정성을 다해 한 그릇을 만들어 냈는데, 아이는 고기가 질기다며 투덜거렸다. 나의 오랜 노력이 수포가 되는 듯했지만, 저녁 시간은 한정되어 있어 다시 고기를 끓일 수는 없었다. 내가 먹어보니 고기가 아이가 먹기에는 질겼다. 잘게 잘라주며 최대한 먹기 좋게 만들어 주었다.

병원에서 약이나 치료를 처방할 때도 마찬가지다. 위고비의 경우, "고객들에게 처방하기 전에 미리 제가 해보았어요."하는 원장님들을 보았다. 직접 경험해 보는 것은 좋다. 하지만 내가 기준이 되어서는 안 된다. 나보다 더 예민하거나 허약한 고객이 있다는 것을 알고, 그들이 느낄 수 있는 불편함까지 생각해 보아야 한다. 내가 해줄 수 있는 조치와 미리 느낄 수 있는 불편함을 파악해야 한다.

처방하는 의료인뿐만 아니라 의료인을 보조하는 인력 모두가 가져야 할 자세이다. 의료인은 그래서 이것에 대해 교육하고 공유해야 한다. 부작용 빈도, 대처, 중단 기준, 재 내원 트리거를 구체적으로 제시하며, 설명은 공감으로 시작해 고객의 변화를 예측하고, 그럴 때 어떻게 행동해야 하는지 안내해야 한다. 그 행동의 끝에는 언제든지 도움을 청할 수 있는 '우리 병원'이 있음을 인지시켜야 한다.

'한의원은 왠지 더 따뜻하고 저를 사람으로 신경 써주는 것 같아서 찾게 되는 것 같아요.'

왜일까? 한의원 초진 진료에서 주는 경험은 강력하다. 누구든 맥을 짚고, 자세를 보고, 느낌과 증상에 대해 10분 정도 살핀 후, 그에 맞춰 처방한다. 그리고 "몸을 따뜻하게 해주세요"와 같은 생활 관리에 대한 팁을 전해주는 이런 일련의 경험이 모두 나에게 맞춤으로 진행된다는 것이 처방에 대한 신뢰도를 높인다.

같은 통증이라도 양의에서는 문제의 원인을 밝히고 그에 맞는 처방을 내리면 치료가 끝났다는 느낌을 주지만, 한의학에서는 증상 완화를 위해 원인을 밝히고 그 이유를 상세히 설명하며 생활 관리에 대해서도 자세히 알려주는 편이다. 전 세계적으로 히트한 케이팝 데몬 헌터스에서도 한국 한의원의 진료 모습이 나오는데, 단순한 증상 완화가 아닌 근본적인 치료를 지향하는 모습에 세계인들은 궁금증을 넘어 매력을 느꼈다. 양의와 한의를 비교하였지만, 중요한 것은 하나이다.

'나의 건강을 위해서 어디까지 챙겨주는가?'

많은 병원에서 고객들에게 생활 관리 안내를 제대로 하지 않는 경우가 많다. 하지만 고객들은 질환이나 통증으로 병원 문을 나선 후에도 그것과 함께 일상을 살아가야 한다. 그때 가장 궁금한 것은 생활 관리 방법이다. 그래서 질환별 주의 사항 및 생활 관리에 대해 디테일하고 꼼꼼하게 안내해 주는 것이 임상적으로도 좋은 결과를 가져오고, 고객의 병원에 대한 신뢰도 높여준다.

친정어머니는 지난겨울 목디스크 때문에 병원을 4곳 정도 옮겨 다니셨다. 진단을 위해 영상도 촬영하고, 진료받은 곳에서 주사 요법도 받았지만, 통증은 쉽사리 나아지지 않았고, 어머니는 나날이 말라 갔다. 그동안 생활하며 몸을 혹사했다는 자책감도 들었고, 이 불편한 상황이 계속될지도 모른다는 무력감이 어머니를 지배하였다. 그리고 마지막으로 찾은 K 병원에서 자세한 문진 후, 상세한 설명과 일상생활에서 어떻게 하면 증상을 완화할 수 있는지 빼곡히 적힌 생활 관리지를 통해 교수님의 내공을 느꼈고 비로소 안심되었다고 한다. 베개를 어떻게 사용해야 하는지, 평상시 앉는 자세, 주의할 자세까지 꼼꼼히 설명해 주었고, 앞으로 어떻게 치료할 것인지, 다음 단계는 무엇인지까지 안내해 주었다. 귀가 후 열심히 알려준 규칙들을 지켰고, 증상은 확연히 좋아졌다.

병원의 고객들은 이 증상이나 질환에 '내가 할 수 있는 일이 아무것도 없나?'란 불안감을 가지고 있다. 따라서 생활 관리 안내는 고객 스스로 노력하면 점점 나아질 수 있다는 격려의 메시지가 될 수 있다.

고객에게 신뢰와 용기를 주는 생활 관리 멘트는 흐름을 익히면 편하게 할 수 있다. 나는 이것을 고객 스스로 할 수 있게 해준다는 의미에서 'SELF'라고 한다. SELF는 각각 Symptom(증상), Explain(설명), Lifestyle(생활 관리 방법), Follow-up(재내원 일정)을 뜻한다. 먼저 고객이 귀가 후 느낄 수 있는 증상이나 치료 후 변화에 관해 설명해 준다. 레이저 시술이라고 하면 "시술 후 초기 일주일간은 열감과 붉은 기가 있을 수 있습니다."라고 설명해 준다. 그다음, 단순히 지시하는 것이 아니라 고객이 증상에 대해 이해하고 행동할 수 있도록 그 이유와 치료 원리를 설명한다. 그리고 고객의 라이프 스타일에 맞춰 주의 사항을 설명한다. "간단한 화장이나 메이크업은 가능하신데, 사우나나 러닝은 가볍게 해주세요. 그리고 물을 자주 섭취해 주시는 게 좋습니다."와 같이 고객과 대화를 통해서 알게 된 라이프 스타일에 맞춰서 주의 사항을 설명한다. 그리고 마지막으로 다음 내원 일과 담당자, 병원과 연결할 수 있는 채널을 안내하면 된다. 잊지 말고 꼭 챙겨보자!

우리 병원 주요 고객 군에게 필요한 생활 관리 멘트를 만들어
보자.

[대상자: 주요 증상 / 병명:]	
구분	**멘트**
Symptom (증상)	
Explain (설명)	
Lifestyle (생활 관리 방법)	
Follow-up (재내원 일정)	

07

전염성 높은 다정함으로

"누구야? 누가 이런 거야?"

"저는 아닌데요."

"누가 이랬는지 찾아와."

처음 시작은 늘 이렇다. 차팅 오류나 고객 인수인계에서 누락 또는 오류가 발생하면 누가 이런 실수를 했는지 '범인'을 찾았다. 그리고 '범인'으로 몰린 직원은 늘 '기본적인 것도 못 하는 못난이' 취급을 받으며 정신적으로 시달렸다. 결국 버티지 못하고 퇴사했다. 위의 사례는 흔히 '태움'이라 불리는 문화의 가장 기본적인 형태다. 우리나라는 수능시험 만점자를 선호한다. 늘 완벽을 추구한다. '실수도 실력'이라는 말을 초등학교 때부터 사회에 이르기까지 귀에 못이 박히도록 듣는다.

그런데 정말 실수가 실력일까? 실수는 그저 실수일 뿐이다. 실수를 실력으로 보면, 실수하는 개인은 역량이 부족한 사람이 된다. 실수의 원인은 다양하다. 주의 부족, 미숙함, 불안정한 시스템 등 이유는 다양하다. 그런데 이 모든 것을 개인의 역량 부족으로 치부하면 조직에는 실수를 안 하는 사람들만 남게 된다. 실수를 안 하는 사람만 남는다는 것은, 달리 말하면 전혀 새로운 것을 시도하는 사람이 없는 조직이 된다는 것이다.

이 이야기는 내가 근무했던 병원에서 있었던 일이다.

뚱한 코디네이터들

내가 근무했던 A 병원은 성형외과 병원으로는 당시 드물게 다양한 센터를 갖춘 대형 병원이었다. 그래서 병원 1층에 고객이 입장하면 리셉션 데스크의 코디네이터들이 바로 맞이하여 각 센터로 안내하는 시스템을 운영하고 있었다. 성수기에는 한 시간에 예약 후 내원하는 고객 수가 30~50명이 넘기도 했으니, 정말 많은 고객들이 방문했다. 성형외과 고객은 크게 초진 상담 고객, 재진 고객, 그리고 치료, 수술, 정기 검진 및 검사만을 위해 방문하는 고객으로 나뉘었다. 당시에는 전자 차트가 접수에 없어 종이 차트를 수기로 받아, 다시 전자 차트에 옮기는 것이 코디네이터의 중요 업무 중 하나였다. 이 업무를 잘하기 위해서는 '꼼꼼함과 완벽주의'가 필요했다. 고객의 정보는 소중하기 때문이다.

그렇게 주어진 업무를 열심히 하는 코디네이터들이었는데, 퇴사율이 유독 높았다. 그리고 대부분 수습 기간 내에 적응하지 못하고 그만두는 것이었다. 왜 그런가 하고 인터뷰를 하면 '본인들 적성에 맞지 않는다는 것이다.' 그러곤 다른 성형외과에 가서 코디네이터로 근무하고 상담실장으로 성장까지 하는 직원들이 많았다. 아이러니한 일이었다. 퇴사율과 함께 고객들의 컴플레인이 많았는데. 주로 고객들이 하는 이야기는 '인사를 잘 안 한다.' '퉁명스럽다.' '추궁하는 듯하다.' '친절하지 않다.'와 같은 말들이었다.

개인적으로 친해지면 다들 착하고 아름다운 그녀들이어서 나는 의아했다. 그리고 그녀들과 함께 업무를 하면서 알게 되었다. 그녀들이 그렇게 된 이유는 바로 '범인 잡기' 문화 때문이었다.

업무 중 실수를 용납하지 않고 범인을 색출하는 분위기는 고객을 맞이하고 응대하는 코디네이터들에게서 '친절함'과 '다정함'을 빼앗아 갔다. 또한 그 분위기에서 가장 인정받는 직원은 외부 고객 응대를 잘하는 친절한 직원이 아니라 내부 직원, 상담실장에게 인정받는 실수 없는 직원이었기에 조직문화는 더욱 견고해졌다.

내부에서의 변화

그래서 외부에서 친절을 중시하는 팀장을 채용하고, 내부적으로 고객 응대에 중점을 둔 평가를 실시하였다. 전 직원이 퇴근 후 남아서 친절함이 중요한 덕목이라는 교육을 받았다. 주 1회 CS 관련 미팅을 진행하고 개선 활동을 하였다. 그리고 고객에게 친절하다는 칭찬을 받은 직원을 포상하고 우대했다. 조금씩 조직 내 중요성에 대한 변화가 일어났다. 하지만 변화는 더뎠다. 이런 과정과 함께 전자 차트 개발이 완성되자 정확도에 대한 부담이 줄어들었고, 느리지만 천천히 분위기가 반전되기 시작했다.

일련의 과정을 거치면서 가장 많이 느끼게 된 것은 고객 만족, 즉 좋은 고객 경험을 위해서는 조직문화가 참으로 중요하다는 것이다. 범인 찾기 문화가 아니라 서로의 실수를 용납하고 장점을 찾아 칭찬해 주는 문화가 되자 고객 응대의 질이 좋아졌다.

내부의 다정함이 직원들을 통해 고객에게 전달되기 시작한 것이다. 병원에서 조직문화는 중요하다. 직원들은 조직에서 무엇을 핵심 가치로 여기는지 알고 있다. '완벽함'도 중요하지만, 그만큼 '다정함과 친절함' 또한 중요하다. 앞으로 완벽함과 정확함은 시스템이나 AI 등으로 인간인 우리가 따라가지 못할 정도로 완성될 것이다. 하지만 다정함과 친절함은 기계로 교체하기 힘들다. 다정함과 친절함은 그저 병원 분위기를 좋게 하기 위한 가치가 아니라 미래 생존의 방법이다. 지금 병원의 조직문화엔 '다정함'이 필수이다.

다정한 조직 문화

TED의 대표 크리스 앤더슨의 책 '가장 다정한 전염'에서는 타인에 대한 관대함이 개인과 사회에 빠르게 전염되어 결국 긍정적인 변화를 일으킨다고 하였다. 특히 나의 친절한 행동을 타인이 지켜보면 전염되듯이 관대하고 친절한 행동이 퍼진다고 한다. 우리 마음속에는 이타적인 본능이 있어, 이런 행동을 할수록 우리 스스로도 행복함을 느끼게 된다고 하니, 일석이조의 상황이다.

우선 내 옆의 동료에게 다정해 보자. 업무 실수를 했을 때, 그럴 수도 있음을 포용하고, 번거롭고 귀찮더라도 한 번 더 설명해 주자. 다수의 의견에 그저 묵묵히 침묵하는 팀원에게 의사를 한 번 더 물어봐 주자. 좋은 것이 있으면 나누고, 슬퍼하면 위로해 주자. 서로의 장점을 바라봐 주고, 서로에게 더 다정해 보자.

그렇게 한다면 어느 순간 그 다정함이 돌고 돌아 자신에게 온다는 것을 알 수 있을 것이다. 다정함은 고객에게도 자연스럽게 전달된다.

"선생님들이 다들 다정하세요."

내 입에서 이런 칭찬이 나올 정도의 병원이 있다. 보통 CS 컨설턴트로서 나의 최대한 칭찬은 "친절하시네요." 정도이다. 그들의 세심하고 인간적인 친절함에서 나온 칭찬이었다. 해당 병원은 원장부터 말단 직원까지 병원 구성원들이 서로를 살뜰히 챙겼다. 외부인이자 병원 컨설턴트인 나에게도 자연스러운 호의를 베풀었다. 그래서였을까? 나도 내가 도울 수 있는 부분에서는 최선을 다해 도왔던 기억이 난다. 밤을 새워 보고서를 만들고, 한 번 더 자료를 찾고, '더 나은 방법은 없을까? 이 병원이 잘되었으면 좋겠다.'라고 고민하게 만든 것은 내가 받은 다정한 호의 때문이었다.

많은 연구에 따르면 조직문화는 재무제표상에는 기록되지 않지만 가장 중요한 무형자산이라고 한다. 미국의 다국적 유통 업체 Sears는 총 70문항 정도의 조직문화에 대한 직원 설문을 1984년부터 진행해 오고 있다. 그들이 이 설문을 진행하는 데에는 '회사가 먼저 구성원들을 배려하고 대우해 줄 때 구성원들도 고객에게 보다 나은 서비스를 제공하게 되며, 그 결과로 회사 성과도 높아진다'라는 경영 철학을 가지고 있기 때문이다.

우리 병원의 조직문화는 어떠한지 관심을 가지고 살펴보자. 너무 서로에게 엄격하지는 않은지?

마지막으로 영화 "에브리씽에브리웨어 올앳원스(Everything

Everywhere All At Once)"의 대사로 이 글을 마무리하려 한다.

"제발 다정함을 보여줘 특히나 뭐가 뭔지 혼란스러울 때."

08

액션보다는 리액션

이 책을 읽고 있는 독자들은 느낌이 올 것이다. 와, 저자는 참 할 이야기가 많은 사람이구나. 맞다. 나는 늘 하고 싶은 이야기도, 할 이야기도 많은 사람이다. 나는 말이 많다. 살면서 단 한 번도 말수가 적었던 적이 없다. 어린 시절 또래보다 유독 마른 나를 살찌우기 위해 엄마는 당시 유명하다는 한의원에 나를 데리고 갔다. 그때 한의사 선생님이 "애는 일주일만 말 못하게 해보세요." 라고 들었다. 그리고 일주일간 금언 수행을 하자 살이 쪘던 '나'였다.

그런 내가 정말 잘 들어주는 사람을 만났다. 그는 내가 한 이야기의 핵심을 명확하게 파악하고, 필요한 부분에서 질문했으며, 내가 슬픈 표정이면 같이 슬퍼하고, 기뻐하면 같이 기뻐하는 사람이었다. 이 사람을 절대 놓치면 안 되겠다고 생각했다. 그렇게 그는 나의 남편이 되었다. 액션보다 리액션(Reaction)이 강한 남자. 물론 결혼 생활 10년이 넘은 요즘엔 귀에 피가 날 정도로 내 이야기를 많이 들어서일까? 내가 말을 시작하면 슬슬 자리를 피하거나 등을 돌리는 경우가 많아졌지만, 어찌 되었든 그는 기본적으로 잘 듣는 사람이다. 여기서 궁금해진다.

병원에서는 나처럼 말을 잘하는 게 중요할까, 아니면 남편처럼 잘 듣는 것이 중요할까?

현장의 고객 응대를 관찰하기 위해 모니터링을 많이 한다. 병원의 특징에 맞춰 모니터링을 진행하지만, 모니터링 방법 중 가장 기본은 쉐도잉(Shadowing)이다. 미스터리 쇼퍼나 포커스 그룹 인터뷰 등의 방법은 제약이 많고, 모수 대표성에 대한 의구심이 들기 때문이다. 고객의 동선을 따라 움직이며 그들과 함께 날 것의 현장을 관찰하기엔 쉐도잉만한 것이 없다. 쉐도잉을 하다 보니 알게 되었다. 우리의 듣기와 리액션이 참 약하다.

빠르게 하려고

지켜본 바에 따르면 고객들은 병원에서 되도록 자신에 대해 많은 이야기를 하고 싶어 한다. 아픈 정도, 본인이 느끼는 불편함과 걱정 등을 이야기하고 소통하고 싶어 한다. 대부분 긴장한 상태이고 의료 지식에 완벽하지 않아서 조리 있게 이야기하지는 못한다. 그럼에도 고객은 질문을 받으면 최선을 다해 답변한다. 아래 상황을 함께 보자.

직원: 어디가 불편하셔서 오셨어요?

고객: 목이 따갑고, 콧물이 나요….

직원: 열은 없으세요?

고객: 네~ 아직 열은 없는데, 약간

직원: 앉아서 기다리시면 호명해 드릴께요.

익숙하게 느껴지는가? 현장에서 본 느낌을 전달하기 위해서 행동지문을 넣어 보겠다.

직원: (데스크에 앉아서, 고개를 들어서 고객을 바라보며) 어디가 불편하셔서 오셨어요?

고객: (데스크에 바짝 다가가 얼굴을 가까이 대며) 목이 따갑고, 콧물이 나….

직원: (고개를 숙이고 시선을 모니터에 고정한 채 컴퓨터를 타이핑하며) 열은 없으세요?

고객: (고개를 갸웃거리며 손으로 이마를 짚어 본다) 아직 열은 없는
데, 약간
직원: (여전히 시선을 모니터에 고정한 채 냉정한 목소리로) 네~앉아서
기다리시면 호명해 드릴께요.

위 상황에서 직원이 업무적으로 잘못한 것은 없다. 다만 업무에 집중하다 보니 핀홀이 작동했다. 고객의 말에 대한 리액션이 사라져 버렸다. 고객의 말은 중간에 끊겼다. 시선은 고객에게서 빠르게 거두어져 모니터 화면으로 고정되었다.

병원에서 '듣기'를 할 때 가장 많이 실수하는 경우는 고객이 이야기할 내용을 어림짐작하여 미리 추론하는 것이다. 비슷한 증상의 고객은 다 안다고 여기는 것이다. 고객이 말을 마무리하기도 전에 낚아채듯 말을 끊는다. 다음 단계로 빠르게 진행하기 위해서다. 접수, 진료, 처방, 치료를 빨리 마무리하고 다음 고객을 응대하기 위해서이다.

소통 총량의 법칙

그런데 과연 그렇게 하면 정말 빠르게 진행할 수 있을까? 내가 지켜본 바로는 그렇지 않다.

위의 접수 상황을 예로 들어보자. 고객의 말을 끝까지 듣지 않고 어림짐작으로 단순화한 증상은 차팅을 통해 그대로 진료실로 전달된다. 진료실에서는 단순화된 증상 외에 다른 증상이 나오거나 고객이 미처 말하지 못했던 것을 말한다. 결국 어딘가에서는 제대로 들어줘야 한다.

나는 이것을 '소통 총량의 법칙'이라고 명명하는데, 지크문트 프로이트는 '억압된 감정'을 말과 행동으로 드러내야 정신적으로 건강하다고 했다. 유사하게 고객의 소통 총량을 채워주어야 컴플레인 고객이 되지 않고 정상적으로 병원을 이용하게 된다. 그런데 소통이 제대로 이루어지지 않아 총량이 채워지지 않으면 부작용이 생긴다. 치료의 차도가 늦어지거나 병원에 불만이 쌓이는 것이다. 당연히 고객은 다른 대안을 찾는다. 다행히 치료의 차도가 좋더라도 고객은 소통 총량이 채워지지 않으면 병원 안에서 해야 할 이야기들을 병원이 아닌 외부에서 하게 된다. 치료 중이나 후에도 여전히 남은 불편감을 표현하거나 병원이 자신의 말을 잘 들어주지 않았다고 이야기한다. 이러한 병원에 대한 부정적인 이야기는 사람들의 부정 편향에 힘입어 빠르게 주변으로 퍼져 나간다.

그러니 우리는 고객과의 소통 총량을 채워야 한다. 이 총량을 채우기 위해서 심리적 여유와 리액션이 필요하다. 지금 채우면 나중에 안 채워도 된다. 여유를 가지고 리액션을 해보자. 다양한 리액션의 기술이 있지만 유용한 3가지를 소개해 본다.

유용한 리액션 3가지 기술

첫번째는 경청이다. 소통(커뮤니케이션)에서 듣기는 상대방이 보내는 메시지의 의미를 정확히 파악하기 위한 행위이다. 고객이 보내는 메시지를 정확하게 파악하려면 나의 생각과 판단을 접어두고, 머리를 비우고 들어보자. 전에는 안 들리던 것들이 들리게 된다.

경청할 때는 그 모습도 중요하다. 자연스럽게 아이컨택하며 듣는 모습은 고객에게 내 이야기를 잘 들어주고 있다는 신호를 주므로 잠시 모니터 화면에서 눈을 떼 보자. 가볍게 고개를 끄덕이는 것도 좋다. 경청을 '오래 듣기'와 혼동하는 경우가 많다. 경청은 머리를 비우고, 상대에게 집중해서 듣는 행위이다. 시간이 짧더라도 집중해서 듣는다면 충분하다.

고객이 말할 때 일방적으로 가만히 듣기만 한다고 고객이 말을 잘하지 않는다. 고객이 술술 이야기할 수 있게 하는 리액션이 있다. 두 번째 기술은 바로 맞장구이다. 맞장구는 대화의 리듬을 유지하며 고객에게 "계속 말해도 된다"라는 신호를 준다. 이는 고객에게 관심과 집중을 느끼게 하는 중요한 정서적 피드백 도구이다. 맞장구를 할

때에는 용어 사용이 중요하다. 가장 대표적인 맞장구 표현으로는 "아
~(놀람과 깨달음의 느낌으로)", " 네", "그랬군요", "맞아요", "그렇죠", "그
러하군요" 등이 있다.

간혹 "알겠습니다."를 맞장구 표현으로 사용하는 분들을 보는데,
이 표현은 말하는 이에게 '나도 아니 그만 이야기하라'는 메시지를
줄 수 있으므로 되도록 피하자. 이렇게 맞장구를 하다 보면 고객과의
소통이 원활해진다.

마지막 기술은 고객과의 소통을 마무리 지을 때 유용한 기술이
다. 필요한 정보를 파악했고, 알았다면 정리하고 마무리하는 것도 필
요하다. 이는 고객의 말을 우리의 언어로 바꾸어 되짚어 주는 기술이
다. "다시 말해보면 이런 말씀이시죠…"와 같은 형식이다. 특히 병원
에서 고객은 통증과 증상에 관해 이야기를 많이 하는데, 이때 고객
들은 보통 본인들이 많이 사용하는 일상의 언어로 이야기한다.

예를 들자면, 이비인후과에서 비염 진료를 보는데 아이가 이렇게
이야기한다.

"콧물이 자꾸 흘러서, 제가 콧물을 먹었어요. 그래서 가래가 생
겼어요"

아이는 콧물이 뒤로 넘어가는 느낌이 나는 것을 '먹는다'라고 표

현한 것이다.

"아~ 콧물이 목뒤로 넘어가는 듯한 느낌을 받았구나, 그런 걸 후비루라고 해."

고객들의 나이도 다양하고 출신 지역도 다양하기에, 이렇게 좀 더 정돈된 언어로 정리를 해주면 진료를 보는 나도 고객이 말한 내용을 명확하게 파악하게 되고, 고객은 증상을 잘 파악하고 있구나 라는 피드백을 받았기에 만족도가 높아진다. 위의 사례처럼 진단명과 같이 고객들이 잘 몰랐던 용어들을 설명과 함께 사용해 주면, 교육효과까지 있어서 일거양득이다.

리액션의 3가지 기술은 별것 아닌 것 같지만, 고객과의 소통을 원활하게 하고, 고객과 함께 목표를 설정하여 치료 결과를 내는 데까지 도움이 되니 꾸준히 활용해 보자. 일상생활에서도 리액션만 잘해도 상대의 호감을 얻을 수 있으니 유용하다.

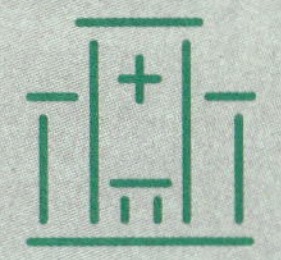

4장

친절한 한마디는
시스템으로 만들어진다

마음에서 우러나는 친절은 '환상'이다

이 말은 최악의 시어머니가 며느리에게 하는 말이라고 한다.

"나는 너를 내 딸처럼 생각할 거야."

엄연히 딸과 며느리는 다른데, 며느리를 딸처럼 생각한다는 것 자체가 말이 되지 않는다. 며느리는 딸이 될 수 없다. 며느리에게 '내 마음을 말하지 않아도 알아주겠지.' 또는 '나의 살림 방법과 비슷하게라도 해주겠지!' '당연히 이 정도는 신경 쓰겠지'라고 기대하면 생각해서는 안 된다고 고부갈등 전문가들은 입 맞춰 이야기한다. 병원의 원장님들도 '직원이 나처럼 열심히 해주겠지.' '돈 받았으니까 당연한 거 아닌가?' '마음에서 우러나서 친절하게 대해주면 안 되나?'와 같은 착각을 많이 한다. 절대 그럴 수 없다.

마음에서 친절이 우러나게 하는 '보람'

푸석푸석한 얼굴로 침대에서 몸을 일으킨다. 더 자고 싶지만, 정시에 도착하는 지하철을 놓칠까 봐 일어난다. 출근 준비를 하고 지하철에서 많은 사람들에게 시달리다 00역에 도착하였다. 병원으로 가는 길에 커피라도 한잔할지 고민했지만, 시간이 촉박하다. 이미 카페엔 사람들이 줄을 섰다. 병원에 출근했지만, 도무지 텐션이 올라가지 않는다. 그렇게 오늘 하루도 시작했다.

보통의 우리가 하루를 시작하는 모습은 위와 비슷할 것이다. 교통수단만 다를 뿐, 우리나라 국민 중 아침에 일어날 때 하루를 개운하고 보람차게 시작한다고 느끼며 일어나는 사람은 몇이나 될까? 요즘처럼 늦게까지 야간 진료를 하는 병원이 많은 상황에서는 퇴근도 늦은 날들이 많기에 출근하는 길에 발걸음이 무거운 것은 당연하다. 이런 상황에서 절실한 것은 카페인처럼 친절해야 할 동기를 깨우는 것이다.

'잘되는 병원에는 기적의 소통법이 있다.'라는 책에서는 동기부여와 커뮤니케이션이 친절한 병원을 만든다고 하였다. 해당 책에서는

'기쁨 받는 기쁨'이라는 단어로 병원에서 근무하는 직원들의 가장 높은 동기 요소를 설명한다. '고객들에게 고맙다는 말을 들을 때.' '고객의 웃는 모습을 볼 때'와 같이 고객이 기뻐하는 모습에서 직원들이 '역시 출근하길 잘했어.' '역시 친절하길 잘했어'와 같이 생각하며 스스로 동기부여를 한다고 한다. 책의 비교적 첫 부분에 이 내용이 실려 있는데, 나 역시 크게 공감하였다. 내가 앞 장에서 이야기한 'My Pleasure'와도 일맥상통한다.

병원을 위해 일하는 나도 그렇고, 내가 만난 병원에서 일하는 근무자들 모두 이 '기쁨 받는 기쁨'에 스스로를 다독이며 고객에게 좋은 의료서비스를 제공하기 위해 노력하였다. 일본인 작가의 책이어서 번역체로 느껴지는 '기쁨 받는 기쁨' 대신, 나는 '이상한 변호사 우영우'를 보면서 이를 대체할 단어를 생각해 냈다. 그것은 바로 '보람'이다. 보람찬 병원 일, 보람찬 고객 응대, 보람찬 치료 등으로 이름을 붙이며 스스로 동기 부여한다. 오늘도 나와 나의 동료는 이렇게 보람을 느끼기 위해 출근한다.

우선 머리가 기억하게 하자

하지만 일을 하다 보면 '보람'을 느끼는 상황은 생각보다 많지 않다. 고객을 치료하고 돕는 일에서 보람을 느껴 병원 일을 선택했지만, 생각지도 못한 부정적인 변수 때문에 퇴사하는 직원들이 많다. 그래서 보람에 대한 부분도 어느 정도 교육이 필요하다.

여기서 교육이라는 단어를 사용한 이유는, 보람 또한 제삼자가 지식처럼 전달해 주어야 하기 때문이다. 가장 대표적으로 '왜 친절해야 하는지?'에 대한 이유와 의미를 알려주는 것이 필요하다. 이때 상세 업무 하나하나에 의미를 설명해 주면, 시간과 에너지가 많이 소모된다. 우선 본인의 역할이 우리 병원에서 왜 중요한지를 설명해 주는 것이 필요하다.

우리 병원에서 친절을 강조하고, 친절해야 하는 이유가 무엇인지 설명해 주면 좋다. 이때 병원의 개원 스토리, 미션, 비전을 활용하면 좋다. 모든 기업이 가지고 있는 것이 바로 이 미션과 비전인데, 미션은 기업이 왜 존재하는가에 대한 답이다. 예를 들어보자. 전기차로 유명한 테슬라의 미션은 "지속 가능한 에너지로의 세계 전환을 가속하는 것"이다. 이 미션을 보면 왜 테슬라가 전기 자동차를 개발하고 보급에 힘쓰는지 이해하게 된다. 내가 근무했던 아이디 병원의 미션은 "아름다움에 대한 근원적 해결책을 찾아 외모로 인한 고통을 개선하고 행복을 준다."라는 것이었다. 나는 기존에 성형외과에 대해 편견이 있었다. 성형외과는 처음이라 돈만 주면, 고객이 성형중독이 되든 말든 수술하는 곳이라 생각했는데, 미션에 있는 '외모로 인한 고통 부분'에 대한 설명을 듣고 크게 공감하며 성형외과에서 일하는 '보람'을 찾을 수 있었다. 이후, 이 미션이 스토리로 잘 표현된 '렛미인'이라는 TV 프로그램을 보며 더욱 확신을 가지게 되었다.

아직 우리 병원과 직원들의 마음에 보람을 심을 수 있는 미션이 없다면 만들어 보자. 미션은 '우리의 일이 중요하고 의미 있는 문제를 해결하기 위해 존재한다'라는 것을 나타내는 것이 좋다. 그리고 모호한 표현보다는 구성원들이 명확히 이해할 수 있어야 한다.

우리 병원만의 오디세이 (Our Hospital Odyssey)

미션이 너무 원대하고, 모호하다면 개원스토리를 통해서 좀 더 구체적이고 기억하기 쉽게 전달할 수도 있다. 개원스토리는 개원한 지 10년이 넘지 않거나 미션을 만들기에는 병원의 규모가 그리 크지 않다면 미션과 비전보다 더욱 활용하기 좋다. 미션과 비전이 너무 거창하게 느껴지거나 구성원들이 생소한 용어에 익숙하지 않다면 개원스토리가 더욱 적합하다.

개원 스토리는 호메로스의 '오디세이아'처럼 문제 해결을 위해 탐구하고 모험을 떠나는 서사를 기본 구조로 만들어 보자. 거기에 구성원들이 병원에서 각자 하는 역할이 이 여정에서 큰 힘을 가진다는 것을 함의하고 있다면 더욱 좋다.

연세대 김학철 교수는 사람은 자신의 삶을 작품으로 생각하며 살면 좋다고 말하였다. 특히 인간의 기본적인 욕구에 자기 초월의 욕구(Self Transcendence)를 넣었다. 자신보다 더 큰 무언가에 기여하고 타인과 세상에 봉사하고자 하는 욕구가 기본적인 인간의 욕구이며, 이런 욕구가 충족될 때 삶은 충만해진다고 한다. 병원에서의 일은 그러한 욕구를 충족시키기에 매우 좋은 일이다. 나의 친절이 타인의 건강과 행복에 긍정적인 영향을 미치고 그에 따른 보람을 느낀다면 축복받은 것이다.

미션과 비전에 관해서 대화를 나누다가, '직원들이 병원에 다니는 건 제가 돈 주니깐 다니는 거 아닌가요?'라고 말한 원장님이 계셨다. 바로 "물론 경제적 이유도 있지만, 원장님과 함께 면 누군가를 직접적으로 도울 수 있기에 병원에서 일하는 겁니다."라고 답해주었다.

그러니 재미있는 이야기로 우리 선생님들께 우리 병원만의 오디세이를 공유하자.

"와~ 신입직원이 올 때마다 제가 이야기해야 할까요?" 걱정하지 않아도 된다. 미션은 명문화하여 교육으로 알려주어야 하지만, 개원 스토리는 명문화하지 않아도 직원들 입에서 입으로 스스로 생명력을 가지고 구전되어 병원 안에서 자연스럽게 공유된다. 그러니 시간을 내어 그 이야기의 처음을 시작해 보자.

말 습관이 좋은 사람들

병원에서 사람 구하기 힘들다는 말은 어제오늘의 일이 아니다. 의료서비스 직군에서 가장 선호하는 직원의 연령대는 20대 초에서 30대 중반이다. 의료뿐 아니라 일반적인 서비스 직군에서도 숙련도가 낮더라도 직원의 나이가 낮으면 충분히 교육을 통해 내부에서 육성하겠다며 선호한다. 하지만 대한민국의 젊은 연령층은 점점 줄어들고, 그마저 서울로 쏠린다. 나이에 맞춰 적합한 인력을 채용하기는 힘들다. 월트 디즈니 월드의 전 부사장이었던 리 코거렐은 본인의 저서' 완벽한 서비스는 어떻게 탄생되는가?'에서 서비스 생태계를 좋게 하려고 첫 번째로 해야 할 일이, 훌륭한 사람들을 고용하는 것이라고 하였다. 나 역시 이 의견에 적극 동의한다. 하지만 점점 인력 풀이 좁아지고 나이나 경력을 기준으로 선별하여 채용하니 적합한 인재를 놓치는 때도 있다. 또 면접 때에는 훌륭한 인재였는데 같이 근무하다 보면 그렇지 않은 경우도 비일비재하다. 워낙 사람들이 들고 나는 게 심한 업계이다 보니, 나름대로 사람을 보는 눈, 혹은 채용 기준이 생겼다. 그리고 병원 채용에서 흔히 나타나는 실수 패턴을 알게 되었다.

직원 채용 시, 흔히 저지르는 4가지 실수

의원급 병원에서 직원 채용 시 가장 흔히 저지르는 4가지 실수는 다음과 같다.

첫 번째는 어떤 지원자를 뽑아야 하는지 모른다는 것이다. 체계적인 인사 시스템이 부족한 의원급에서는 직군별 인재상에 대한 정의가 내려져 있지 않다. 그래서 채용 공고를 낼 때 특정 직군을 대상으로 공고를 내면서도, 실제 업무 내용에는 병원의 온갖 업무를 나열하는 경우가 있다. 게다가 병원의 직군별로 꼭 필요한 역량이 있음에도 그에 대한 언급은 없이, 불필요한 자격증 등을 우대 조건으로 내세워 지원 문턱을 높이는 경우도 많다.

두 번째는 서류 전형이나 면접에서 무엇을 평가해야 하는지 모른다는 것이다. 서류 검토나 면접 시에도 기준이 모호하며, 몇몇 병원에서는 면접 평가표조차 없어 그저 당시의 감이나 면접관의 개인적인 취향으로 채용을 결정한다.

세 번째로, 병원 채용은 늘 급하다. 계획적으로 이루어지는 경우는 드물다. 갑자기 그만둔 직원의 자리를 메우기 위해 급하게 공고를 올린다. 아니면 성수기를 앞두고 병원이 잘되어 인력 증원이 필요해 채용하기도 한다. 이렇게 진행되기에 내부 요구에 따라 빠르게 채용하고 바로 현장 업무에 투입한다. 이를 잘 견디는 직원도 있지만, 새로 입사하면 경력 직원도 한 달에서 두 달 정도는 적응 기간이 필요하다. 적응 완충 기간이 없기에 수습 기간 2달을 채우지 못하고 퇴사하기도 한다.

네 번째로, 개원 병원이 아닌 이상 기존 직원들 사이에 신규 직원이 들어가는 구조인데, 기존 직원과의 융합은 고려하지 않고 채용하는 경우이다. 기존 직원들의 눈치를 보라는 뜻은 아니다. 다만 마찰이 생길 수 있는 직원은 채용을 피하는 것이 좋다. 모 성형외과 병원에서 있었던 일이다. 수술방 직원들은 모두 RN 간호사였다. 그런데 수술방 팀장으로 타 병원 경력이 많은 간호조무사를 추천받아 세웠다. 채용 시 기존 구성원들에게 물었을 때 '괜찮아요'라고 답했기에 괜찮을 줄 알았다. 하지만 수술방 팀워크는 순식간에 망가졌다. 결국 퇴사자가 발생했다.

주로 하는 4가지 실수에 관해 이야기해 보았으니, 우리 병원에 맞는 친절하고 고객에게 상냥하게 응대하는 직원을 뽑기 위해서는 어떻게 해야 하는지도 알아보자.

좀 더 적합한 사람을 뽑자

모든 사람의 역량은 교육과 훈련을 통해 개발 가능하지만, 채용할 때는 좀 냉정해질 필요가 있다. 누군가에게는 1의 노력이 들어가 10의 결과물이 나오지만, 또 다른 누군가는 10을 넣어도 1밖에 못 내는 경우가 있기 때문이다.

고객 응대 의료서비스를 주 업무로 하는 병원 직원을 채용할 때는 3가지를 꼭 살펴보라고 한다.

첫째, 스스로 병원 일에 대해 긍정적으로 생각하고 동기부여가 되어 있는지를 살펴야 한다. 안타깝게도 높은 연봉, 좋은 복지, 인센티브와 같은 외적인 요인을 통한 동기부여는 한계가 있다. 앞서 이야기한 '보람'을 통한 동기부여가 더욱 중요한 것이 의료 서비스업이다. 경력직이라면 그런 경험에 대해 적극적으로 질문해 보고, 신입이라면 각오라도 확인해 보자.

둘째, 행동과 말투를, 면접을 통해 확인해야 한다. 행동은 자연스럽게 몸에 배어 나오는 자세이다. 경청하는지, 문을 여닫을 때 신경을 쓰는지 등을 확인하면 좋다. 또한 긴장이 어느 정도 풀어지면 입사 지원자의 평상시 말투가 나오게 되는데, 비속어나 줄임말 등을 자주 쓰는 지원자는 면접 중에도 자연스럽게 나오게 된다. 인터넷 포털 Daum에서 화제가 된 '양아치의 스피치'라는 웹툰이 있었다. 잘생긴 남자 고등학생이 마음에 드는 여학생이 내건 '밈, 유행어, 은어, 신조어, 비속어, 비문 없이 15분 이상 대화가 가능해야 교제를 하겠다'라는 조건에 충족하기 위해 노력하는 내용이다. 쉬워 보이는 조건이지만, 평소 언어습관이 좋지 않은 지원자에게는 힘들다. 병원 면접에서도 이 조건을 활용해 볼 수 있다.

세 번째로, 병원에서 꼭 필요한 업무 스킬이 있다면 되도록 스킬 숙련도를 확인해야 한다. 종종 서류나 면접에서 경력이 어느 정도 있으면 자세한 업무 스킬에 대해 질문하지 않는 경우가 많다. 예의가 아닌 듯해서 확인하지 않거나, 질문해도 '다 할 줄 알아요.'라고 한 지원자들이 채용 후, '할 줄 몰라요.' '그 업무는 이전 병원에서 하지 않아서 익숙하지 않아요.' 등으로 이야기하는 경우가 많다. '할 줄 아는 것'과 '잘하는 것'은 다르다.

실제로 줄기세포 시술을 메인으로 하는 클리닉 병원에서 IV 주사를 전문적으로 하도록 채용한 간호사가 정맥을 잘 찾지 못하고, 여러 번 바늘을 꽂았다 빼는 등 미숙했다. 컴플레인이 여러 차례 발생했고, 해당 직원은 함께할 수 없어서 정리해야 했다. 이렇게 직원을 정리하고 새로 채용하는 과정에 들어간 비용과 에너지가 상당하다. 그래서 스킬적인 부분은 한 번쯤 꼭 확인해 보길 바란다. 내부에서 교육과 육성을 도와줄 인력과 시간이 있다면 괜찮겠지만, 그렇지 않다면 번거롭더라도 지원자에게 양해를 구하고 실습을 해서라도 확인하자. 기본적인 업무가 되어야 고객에게 친절할 수 있다.

채용에서도 중요한 건 꺾이지 않는 마음

직원 채용이 어렵다 보니 '적당히 이 정도면' 하며 점점 눈높이를 낮추다가 아예 포기하는 경우들을 본다. 하지만 타협할 것들은 타협하되, 포기하지 말아야 하는 것들은 포기하지 말자. 나는 우리 병원에서 일할 직원을 뽑는 일이 '배우자'를 찾는 일과 같다고 생각한다. 왜냐하면 하루 중 병원에서 생활하는 시간이 8시간이고, 더 길어질 수도 있기 때문이다. 직원은 평일과 주말에도 만나야 한다. 어쩌면 배우자보다 함께 보내는 시간이 더 많을 수도 있다. 그러니 직원이 얼마나 중요하겠는가?

교회를 다니는 지인은 결혼 적령기의 사람들이 '배우자 기도'를 하면 그에 맞는 사람이 나타난다고 말한다. 소위 기도발이 받아서가 아니다. 배우자 기도를 하려면 내가 배우자에게 원하는 모습을 구체적으로 그려보아야 한다. 또한 기도라는 특성상 가장 먼저 바라게 되는 것을 먼저 기도하게 되므로 자연스럽게 우선순위를 가지게 된다. 그래서 나에게 꼭 필요한 배우자의 이상적인 모습과 우선순위를 가지게 되니, 사람을 보는 눈이 생기고 결혼을 잘하게 되는 것이다.

직원 채용 시에도 병원에 꼭 필요한 직원상을 구체적으로 생각하고, 우선순위를 정하여 그에 맞는 직원이 채용될 때까지 포기하지 않고 구인 공고와 면접을 진행하면, 분명히 우리 병원에 꼭 맞는 인재가 나타날 것이다. 그러니 포기하지 말자. 그리고 '충분히 괜찮은' 직원을 선택했다면 미련 없이 다음 단계로 나아가야 한다. 최상의 선택을 하려고 애쓰지 마라. 그 시간과 에너지로 더 의미 있는 일을 할 수 있다.

응대 매뉴얼을 만들자!

병원에 입사하면 바로 현장에 투입된다. 하루 정도의 오리엔테이션 후 간단히 인수인계하고, 다음 날부터 현장에서 업무 해주기를 바란다. 그나마 인수인계를 해주는 전임자나 담당자가 있는 경우이다. 그렇지 않은 때는 앞서 이야기한 하루의 시간만이 허락될 뿐이다. 경력직은 이전 병원에서 해왔던 방법으로 업무를 한다. 그래서 의원급 병원은 직원이 바뀌면 체계가 바뀐다. 병원 동선, 업무 프로세스, 전자 차트, 소통 방법 정도를 신입직원에게 알려주는 경우가 많다. 그마저도 교육 주체가 모호하여 제대로 이루어지지 않는다.

재미있는 영상을 보았다. 역시 이수지이다. 이번에는 동네마다 하나씩 있을 법한 미용실에 대한 영상이다. 맞다. 어느 지역이건 그 동네 터줏대감을 자랑하는 미용실이 있다. 동네 사랑방 역할을 하며, 미용실과 원장님의 개인적인 살림 공간이 융합된 복합 문화 공간이다. 이런 곳의 특징을 한 단어로 표현한다면 '느슨함'이다. 고객이 입장하는 순간부터 그 느슨함이 느껴진다. 원장이 키우는 개가 짖지만 물지는 않는다고 한다.

영상 속 미용실을 예로 들었지만, 병원도 마찬가지다. 지역마다 세월의 흔적을 간직한 병원들이 있다. 낙후된 병원 시설이 문제가 아니다. 그곳에서 일하는 직원들의 응대에서 세월의 흔적을 느끼게 된다. 지나치게 직원 입장에서 편안하게 맞이하고 접수하는 것이 특징적이다. 무언가를 알고 싶으면 고객은 직원이나 원장님을 찾아가서 물어봐야 한다.

이처럼 직원의 편안함을 최우선으로 하는 이유는 직원이 바뀔 때마다 우리 병원의 고객 응대 기준이 바뀌기 때문이다. 만약 이상적인 응대가 100이라고 할 때, 직원이 한 번씩 바뀔 때마다 30씩 사라진다. 짧은 응대가 표준이 되고, 직원이 서서 응대하다가 편하게 앉아서 응대하며, 반 존대하게 된다. 여기에 오너인 원장님도 잔소리에 지쳐 진료실 밖으로 잘 나오지 않는다. 이는 직원과의 공식적인 소통 채널이 없고, 소통에 서툴다는 의미이다. 더욱이 원장님이 고객과의 소통에도 서툰 경우에는 편안함이 느슨함으로 변하는 속도는 더욱 빨라진다. 이러한 축소 현상은 오롯이 개인의 역량에 기댈 때 나타나는 전형적인 증상이다. 특히 병원급이 아닌 의원급에서는 고객 외에는 응대나 업무에 대한 피드백을 받는 경우가 드물어 쉽게 고치기 어렵다. 새로운 인력을 뽑아 적응시켜도 다시 떨어진다.

따라서 작은 병원일수록 매뉴얼이 필요하다. 매뉴얼은 직원 개인의 역량에 기대는 병원이 아니라 시스템으로 움직이는 병원의 첫 단계이다. 직원을 교육하고 훈련하여 육성하는 시스템의 시작이 바로 매뉴얼에서 비롯된다. 업무와 응대의 표준 상태를 제시하고, 직원들이 그것을 유지하기 위해서는 매뉴얼이 기본이다. 학교에서는 교과서가 무엇을 배우고 익혀야 하는지 학생들에게 알려준다. 병원에서는 매뉴얼이 직원들에게 교과서 역할을 해주어야 한다.

응대 매뉴얼은 만들기가 어렵다?

병원을 컨설팅하다 보면 업무 매뉴얼은 그나마 다양한 형태로 존재한다. 다양한 형태라고 이야기하는 것은 그것이 프린트 유인물이

든 직원의 노트든, 컴퓨터 바탕화면의 한글 파일이든 존재는 한다는 것이다. 활용 여부와는 별개로 찾아보고 조사하면 나오는 것이 업무 매뉴얼이다.

그러나 응대 매뉴얼은 대부분 없다. 이러한 불균형은 왜 생길까? 내가 생각하는 이유는 크게 세 가지이다.

첫 번째 이유는 고객 응대가 현장에서 보고 배우는 문화가 강하기 때문이다. 이는 어깨너머로 배우는 도제식 문화가 남아있기 때문이다. 도제식 교육이 나쁜 것은 아니지만, 문제는 일정 수준에 도달하는 데 시간이 오래 걸린다는 것이다. 대부분 장인 밑에서 일을 배우는 직업은 수련 기간이 1년 이상 걸린다. 병원에서는 직원에게 그렇게 긴 시간을 투자하기 어렵다.

어깨너머로 배우게 되면 선배나 사수가 업무하는 것을 보면서 '아, 저렇게 말하면 되는구나!' 정도로 알게 된다. 그리고 그것을 잘 알고, 잘할 수 있다고 착각한다. 문제는 말의 휘발성과 뇌 작용 때문이다. 아무리 듣고 전체를 기억하려 해도, 우리가 들은 말은 뇌에서 한 번의 정리 과정을 거친다. 개인이 생각하는 중요도에 따라 정리되므로, 고객 입장이 반영되기 어렵다. 그리고 말이 나올 때, 평소 나의 언어습관에 영향을 받아 변화되어 나온다. 그러므로 표준 상태를 잡기가 어렵다. 게다가 신입직원의 선배나 사수가 업무에 대해 잘 설명해 주지 않거나 귀찮아하거나, 신입 교육의 필요성을 느끼지 못하면 응대의 질은 하염없이 떨어진다.

두 번째는 응대 매뉴얼을 만들기가 어렵기 때문이다. 물론 지금 은 음성 녹음을 하면 바로 메모를 해주는 AI가 있어 작업은 편해졌 지만, 응대 멘트를 기록하는 일은 현업을 하면서 하기에는 버거운 일 이다.

병원과 직원들에 대한 애정으로 응대 매뉴얼을 직접 꼼꼼하게 만드신 원장님이 계셨다. 50페이지에 가까운 파일을 보내주셔서 검토 했는데, 내용에는 나무랄 것이 없었다. 다만 병원 내 최고 의료전문가 인 의사와 직원들의 응대 멘트는 같으면서도 달라야 한다. 직원용 매 뉴얼의 딱딱한 말투와 지시형 문장이 많아 그것들을 수정해 드린 기 억이 있다. 이처럼 표준 상태에 대한 기준을 잡는 것도 어렵다.

세 번째는 직원들의 협조가 어렵다.

응대 매뉴얼을 만든다고 할 때 직원들의 협조가 중요하다. 보통 서비스 접점에서의 응대는 단편적인 안내가 아니라면 '영업'적인 성 격을 띠는 경우가 많다. 고객 응대에 사용하는 용어나 멘트를 개인의 영업 노하우와 스킬로 여겨 문서로 만들어지는 것을 꺼린다.

상담실장들의 잦은 퇴사와 개인별 상담 성공률 차이가 커서 표 준 상담 매뉴얼을 추진했던 성형외과가 있었다. 실장들이 단체로 상 담 매뉴얼 작업에 보이콧을 하며 퇴사하겠다고 한 적이 있다. 업무가 과중해진다는 표면적인 이유도 있었지만, 이야기를 나눠 보니 본인들이 오랜 시간 공들여 만든 상담 스킬을 다른 실장에게 공개해야 하고, 또 병원이 빼앗아 간다는 생각 때문이었다. 개인별 면담과 협조자에게 적절한 보상을 설정하고 나서야 보이콧이 해제되었고, 어렵게 만들어진 표준 상담 매뉴얼은 그 병원의 보물이 되었다.

"표준이 없으면 개선도 없다: Without standards, there can be no improvement"

이렇게 만들기도 어렵고, 우리 병원의 기존 문화 와도 맞지 않으니 응대 매뉴얼을 만들지 않으면 어떨까?

그래도 된다.

다만 병원의 성장에 관심이 있고 고객에게 더욱 좋은 치료와 서비스를 제공하고 싶다면, 응대 매뉴얼은 선택이 아닌 필수이다. 표준이 없으면 개선도 없다는 말이 있다. 이는 병원 응대에도 해당된다. 응대 매뉴얼을 함께 만들었던 병원의 직원들이 나에게 한 말이 있다.

"습관적으로 했던 말들인데 고객 입장에서 들어보고, 수정하면서 많이 배우고 성장했어요."

응대 매뉴얼을 수립하는 과정에서 직원들 스스로 관점을 다양화하게 되고 병원 응대의 표준을 높이게 된 것이다. 고객을 위한 더 좋은 응대를 생각하게 되는 것은 병원 내부 문화에도 긍정적인 영향을 미친다.

응대 매뉴얼이 있다는 건 우리가 고객에게 어떤 기준으로 소통하고 일관되게 친절함을 보여줄 것인지에 대한 증거이다. 스타벅스, 전 세계 유명 백화점, 호텔, 항공사, 그리고 잘나가는 병원 모두 그들만의 응대 매뉴얼을 가지고 있다.

없다면 만들면 된다. 우리 병원과 구성원 성장을 위해 하나하나 차근차근 알려줄 테니 지금부터 만들어 보자!

04

말을 수집하라!

본격적인 매뉴얼을 만들기에 앞서서 긴장하고 있다면 긴장을 풀자. 매뉴얼이라고 해서 두꺼운 책을 생각할 수 있다. 엄청나게 격식이 있고 거창하게 느껴지겠지만, 지금 우리에게 필요한 것은 국가 공인 인증을 위한 매뉴얼이 아니다. 병원에서 직원들이 바로 찾아보고 바로 쓸 수 있는 매뉴얼을 만드는 것이 목표이다. 그러니 부담을 느낄 필요는 없다. 매뉴얼을 만들 때는 이처럼 목적과 목표가 뚜렷해야 한다. 지금은 응대 매뉴얼을 만들지만, 업무 매뉴얼, CS 매뉴얼 등 목적과 목표가 모호한 상태로 만들게 되면 완성하기도 힘들뿐더러, 완성된 후에도 활용에 어려움이 있다.

응대 매뉴얼의 목적은 크게 네 가지라고 볼 수 있다.

여기에 추가로 '병원' 상황에 맞춰 필요한 목적이 추가될 수 있다. 예를 들어 영업적으로 '초진 상담 성공률'을 높이기 위해, 피부 치료실에서 '제품 판매율'을 높이기 위해 등으로 설정할 수도 있다. 이렇게 목적을 명확히 했다면 이제 할 일은 말을 수집하는 것이다.

병원 내 떠 돌아다니는 말들

병원에는 정말 많은 말들이 떠다닌다. 앞서 이야기한 5종류의 말만 해도 A4용지 20장을 넘길 것이다. 재미있는 것은 병원마다 응대의 기본적인 톤 앤 매너를 가지고 있다는 것이다. 어떤 병원은 김수현 작가의 드라마처럼 응대 멘트가 넘쳐난다. 어떤 병원은 박찬욱 감독의 영화처럼 대사 대신 미장센(고객 경험에서는 물리적 증거)으로 표현하기도 한다. 우리 병원이 어떤 병원이든, 일단 우리 병원 내에서 오가는 말들을 수집해야 한다.

수집하는 데에도 방법이 있다. 되도록 고객 관점에서 고객의 병원 경험상 중요한 접점부터 수집해야 한다. 고객에 따라 응대가 달라지므로, 크게 초진 고객과 재진 고객으로 나누어 보자.

일반 의원급 병원이라면 기본적으로 수집해야 할 응대 접점은 6개부터 시작한다. 맞이, 접수, 진료, 치료, 수납, 배웅. 거기에서 더 상세하게 나누어진다. 이것을 '접점 쪼개기'라고 하는데, 접점을 자세히 보면 더 세분화할 수 있다. 아래 성형외과 초진 고객 사례를 살펴보자.

성형외과 초진 고객 접점 쪼개기 자료		
6대 접점	**1차 쪼개기**	**2차 쪼개기**
맞이	맞이	인사, 접수 위치 안내
접수	접수 차트 작성 검사 실장 전 상담	접수 초진 차트 작성 안내 검사 1 - 사진 촬영 검사 2 - 엑스레이 촬영 대기 안내 실장 전 상담 - 니즈 확인 실장 전 상담 - 검사 결과 세팅 실장 전 상담 - 원장 연결
진료	원장 상담 실장 후 상담	원장 상담 - 니즈 확인 원자 상담 - 예측 가능한 변화 설명 원장 상담 - 최종 수술 추천

진료	원장 상담 실장 후 상담	실장 후 상담 - 상담 만족도 확인 실장 후 상담 - 수술 후 변화 및 주의 사항 안내 실장 후 상담 - 금액 안내 실장 후 상담 - 일정 확인
치료	-	
수납	예약 수납	예약 - 예약 일정 확정 예약 - 예약 확인 방법 안내 수납 - 계약금 수납 방법 안내 수납 - 결제 진행 (카드, 현금) 수납 - 최종 확정, 수술 전 주의 사항 재안내
배웅	배웅	배웅

성형외과 초진 고객의 경우, 별다른 치료를 진행하지 않기에 치료 접점은 공란이 되었다.

이렇게 접점을 쪼개다 보면 병원의 응대 종류와 양을 제대로 파악할 수 있다. 2차 정도 쪼갰다면, 그 내용에 따라 더 나눌 수 있는지 확인하고, 더 이상 나눌 필요가 없다면, 계획을 세워 각 접점의 응대를 수집한다. 수집할 때 필요한 기본 응대 매뉴얼 틀을 공유한다.

MOT	표준안		점검 결과		비고
	수행 절차 / 작업단계	용어 / 표준 상태	YES	NO	
환자 배웅	• 상담 고객 배웅해 주기 주차한 고객의 경우 주차권을 챙겨드리고, 우산이나 핸드폰, 액세서리 등 두고 가는 소지품을 확인해 준다. 고객이 무거운 짐을 들었을 경우 엘리베이터 앞까지 배웅하여 좋은 인상을 심어 준다	(고객보다 반보 앞서 걸으며) 오늘 그러면 귀가 하겠습니다. 주차 하셨을까요? 검사받고 상담받으셨는데 어떠셨어요? 저희가 1대 1로 진행하고 원장님이 꼼꼼하게 상담하다 보니 후에 궁금하신 점 있으시면 언제든 연락을 주세요			고객을 배웅할 때는 고객의 긴장을 풀어 주고, 솔직한 상담 후 반응을 들을 수 있게 분위기를 만들고, 병원의 강점 또는 원장님의 강점을 자연스럽게 설명한다

탁월한 예외를 찾아라!

말을 수집을 할 때에 중요한 것은 직원들의 협조이다. 어느날 매뉴얼을 만들기로 하였으니 협조하세요. 라고 하면 직원들은' 매뉴얼을 만들다.' 고는 하였지만 본인들을 감시하고 평가하기 위해서 행하는 것이라 오해를 한다. 따라서 응대 매뉴얼을 만들 때에는 적합한 인력을 먼저 선정하는 것이 중요하다. 해당 인력에게 매뉴얼의 목적과 활용 방안에 대해 충분히 설명한 후 진행해야 한다.

이때 적합한 인력으로 '탁월한 예외'에 해당하는 사람들을 선정해달라고 요청한다. 병원에서 응대 매뉴얼 의뢰가 있어서 방문하면 '처음부터 끝까지 컨설턴트 님이 다 작성해서 주세요.'라고 요청하는 경우가 있다. 물론 기존 자료와 베스트 사례를 묶어 병원에 적용할 수 있다. 병원이 개원했거나 경력직 직원이 부족한 경우이다. 하지만 이렇게 이식된 응대 멘트들은 이식 후 제대로 사용되기가 어렵다. 이식 과정에서 부작용이 발생하는 때도 종종 있다. 대표적으로 매뉴얼 따로, 응대 따로 가 되어 버린다. 이 상황이 안 좋은 이유는 직원들 사이에서 '매뉴얼은 우리가 굳이 볼 필요가 없는 거야, 그런 걸 왜 봐? 아무런 도움이 안 되는데'라는 고정 관념이 생겨 다른 매뉴얼까지 보지 않는다는 것이다.

그래서 가능하다면 병원 내 인력 중 '탁월한 예외'의 참여가 필요하다. '탁월한 예외'는 동일한 병원 환경과 내부적인 상황에서도 좋은 성과를 내거나 꾸준히 친절한 직원을 이야기한다. 해당 용어는 네트워크 병원 CS 매니저로 근무하면서 읽은 책에서 처음 접한 용어였다. 책 제목이 기억나지 않는 것이 안타깝다. 내가, 이 용어를 사용하게 된 계기가 있다. 네트워크 병원에서는 동일한 상품, 프로그램, 유사한 하드웨어, 그리고 본부에서 제공하는 응대 매뉴얼로 교육을 진행했다. 지역마다 차이는 있지만, 병원은 유사한 입지에 자리 잡게 된다. 해당 네트워크 병원은 직원들 인사 평가 및 인센티브도 본부에서 대행하였다. A 지점만이 병원 자체 브랜드 화장품 매출이 엄청나게 좋았다. '엄청나게'라는 표현에 주목하자. 차이가 매우 컸다는 의미다. 특이하게도 판매 대부분이 피부 치료실에서 이루어져, 인센티브는 피부 관리사 선생님들에게 돌아갔다. 이러한 '예외적인' 상황 때문에, 나는 직접 해당 병원을 방문하여 피부 관리사 선생님들의 고객 응대 모습을 지켜보았다. 그때의 기분은 지금도 생생하다. 나는 그들의 응대가 내가 생각했던 응대의 한계를 뛰어넘는 것을 목격했다. 나는 즉시 본부에 복귀하여 해당 지점을 찾아가 캠코더로 응대 모습을 녹화했다. 그리고 이를 바탕으로 매뉴얼을 수정하고, 수정된 매뉴얼 교육 시 그 영상을 보여주었다.

육상 종목 중 하나인 장대높이뛰기는 딕 포스배리의 배면 뛰기 도입 전과 후로 나뉜다. 그가 1968년 멕시코 올림픽에서 처음 시도한 이 기술은 현재 모든 선수가 장대높이뛰기할 때 사용하는 방법이 되었다. 이것이 바로 탁월한 예외의 사례이다. 누군가 시도했지만 성공하지 못한 표준은 인정받기 어렵다. 하지만 같은 조건에서 실행하여 성공한 표준은 즉시 인정받고 따라 하게 된다. 그렇게 상향 평준화가 이루어지는 것이다. 멀리 떨어진 곳에서 모범 사례를 찾으려 하지 말자. 우선 우리 병원에 탁월한 예외가 있는지 확인하고, 그들의 응대 사례를 수집하면 된다.

수정이 필요하다면 수정하자!

수집 후에는 앞서 설정한 목적에 부합하는 응대 멘트도 있지만, 그렇지 않은 멘트도 있을 것이다. 매뉴얼 제작을 추천하는 이유는, 수집 및 멘트 확인 과정에서 그동안 우리 병원 응대의 부족한 부분을 파악할 수 있기 때문이다.

안내 멘트가 너무 부족했다든지, 대기 시간을 너무 방어적으로 이야기하고 있다든지 다양한 수정 사항들이 파악된다. 접점 응대 멘트를 수정할 때 중요한 것은 한 접점의 응대 멘트가 뒤에 이어 나오는 다른 접점에 영향을 미친다는 것이다. 현업에서 근무하는 직원들은 자신의 파트에서 고객들의 불만을 줄이는 방향으로 수정하는데, 멘트를 수정하고 다듬을 때는 전체적인 흐름을 생각하여 수정해야 한다. 이때 중간관리자 또는 나와 같은 CS 매니저의 역할이 중요하다.

또한 수정 후 그 이유에 대해 접점의 직원들과 명확하게 소통하고 재교육하는 것이 중요하다.

내가 응대 매뉴얼 작업을 하면서 하는 첫 번째 수정은 지나치게 응대 멘트를 축소하지 않았는지를 확인하는 것이다. 앞서 강조한 대로 고객들은 병원에 온 상황이 익숙하지 않기에 쉽고 자세히 설명해주기를 바란다. 그래서 최대한 상세히 설명할 수 있게 수정한다.

두 번째로 수정하는 것은 당연한 말과 반복하는 안내이다. 대표적인 것이, "자세한 내용은 원장님께 여쭈어보세요."와 같이 문제 해결을 원장님에게 넘기는 말이다. 진료실에서 원장님이 했던 말을 토씨 하나 바꾸지 않고 그대로 사용하는 경우가 종종 있다. 고객은 모든 접점에서 똑같은 말을 들으면, 해당 직원의 전문성이 부족하다고 느낄 수 있다. 따라서 원장님과 같은 내용이라도 다른 단어와 어휘를 사용하여 설명하는 것이 좋다. 고객이 이해하기 쉽도록 비유나 경험을 활용하여, 같은 의미라도 다르게 느껴지도록 표현을 수정해야 한다.

병원의 특수한 성공 사례를 수집하여 매뉴얼을 만들고 수정까지 마쳤다면, 이제는 응대에 개성을 더할 차례이다. 다음은 엣지에 관한 이야기를 하겠다.

응대의 '킥'을 만들자

흑백요리사에서 안성재 쉐프가 음식 맛을 본 후 '청경채가 킥이네요'라고 말한 이후, '킥'이라는 단어가 유행하기 시작했다. 음식에서 킥(kick)은 강렬한 인상을 주는 핵심 요소나 자극적인 맛을 의미하며, 셰프가 의도한 결정적인 한 방이라는 뜻으로 사용된 듯하다. 발로 찬다는 영어 단어 'kick'이 이렇게 사용된다니 신기하다. 한편으로는 바나나킥이 바나나 맛으로 '킥'을 준다는 뜻인가 하는 생각도 든다.

어찌 됐든 이러한 '킥'은 음식에만 필요한 것이 아니다. 음식이 시각, 미각, 후각을 이용한 경험의 집합이라면 병원 서비스는 청각, 후각, 시각, 촉각을 이용한 종합적 경험이다. 병원의 응대에도 고객의 기억에 남을 만한 '킥'이 있어야 한다. 그렇다면 응대의 '킥'을 어떻게 만들 수 있을까?

응대의 '킥' 왜 필요할까?

병원 컨설팅을 시작했을 때, 고객사의 요청으로 당시 압구정과 청담 부근의 성형외과 병원을 모니터링 다닌 적이 있다. 코, 눈(쌍꺼풀), 체형 수술까지 거의 100곳이 넘는 곳을 모니터링했는데, 성형 상담을 다니는 것이 재미있었다. 특히 같은 부위인데도 각 병원별로 수술 방법이 미묘하게 다르고, 그러한 차이점을 장점으로 설명하는 의사와 실장의 상담 스킬이 놀라웠다. 그중에서 가장 재미있었던 것은 체형 성형 중 가슴 성형수술 상담이었다. 당시에는 지금처럼 보형물을 넣는 가슴 수술이 대중화되기 전이었고, 보형물도 스무스니 텍스쳐니 이제 막 구분해서 사용하던 시기였다. 또 전통적으로 가슴 수술을 하던 병원들은 식염수 백을 여전히 사용하기도 하였으니, 통일되지 않은 수술 방법을 각 병원에서 자신들의 장점으로 설명하는 것을 비교하는 게 재미있었다.

식염수 백을 사용하는 곳은 수건 아래에 식염수 백과 실리콘 백을 숨겨두고 직접 손으로 만져보게 하여 어떤 것이 더 부드러운 촉감

인지 느껴보게 하였고, 실리콘 백으로 수술을 주로 하는 병원에서는 부작용이 적다는 점을 강조하였다. 또 어떤 병원에서는 상담 중에 원장이 직접 내시경으로 촬영한 수술 장면을 보여주며, 수술 스킬의 기준은 근육 박리를 얼마나 잘하는지, 그리고 출혈 여부에 달려 있다고 제시했다.

인상 깊은 퍼포먼스를 보여주는 병원도 있었지만, 대부분 비슷한 설명과 수술 방법, 심지어 가격까지 차별화된 점이 없어 진료를 받았는지, 상담을 받았는지 기억조차 못 하는 곳도 있었다. 성형수술의 경우, 많은 고객이 쇼핑하듯 여러 곳에서 상담을 받아보고 수술할 병원을 선택한다. 따라서 진료와 상담에 차별점을 두는 것이 중요하다. 이러한 차별점은 고객의 선택권이 넓어지는 시장에서 더욱 중요해진다. 고객 경험은 총 5단계로 구성된다. 인지, 고려, 구매, 사용, 평가의 5단계 중에서, 요즘 고객은 의료서비스 이용을 고려하는 단계를 병원에서 상담을 받으며 진행한다. 과거에는 병원 방문이 구매를 위한 것이었지만, 현재는 고려 단계를 위해 방문한다. 어렵게 인지시켜 방문한 고객이 기억에 남지 않는 상담과 진료로 다음 단계로 넘어가지 못하면 큰 손해이다. 고객에게 기억에 남는 응대를 하려면 어떻게 해야 할까?

경쟁 병원은 약하고, 우리 병원은 잘하는 것

응대의 킥이 어디에서 오는지를 생각할 필요가 있다. 응대의 킥은 '다른 병원과의 다름', 즉 차별화에서 온다. 차별화에서는 우리 병원보다 다른 병원이 더 중요할 수 있다. 우리 병원의 장점을 잘 아는 것도 중요하지만, 다른 병원 또는 경쟁 병원에 대해서도 잘 알고 있어야 한다.

예를 들어보자. 개원한 지 한 달 된 A라는 병원이 있다. 개원한 지 얼마 되지 않았기에 당연히 최신장비와 깔끔한 인테리어를 자랑한다. 그리고 병원 원장 역시 나이가 그렇게 많지 않을 것이다. 그런데 가까운 곳에 동일한 과의 B라는 병원이 개원했다. 이때 B 병원에서 '우리 병원은 깨끗하고, 원장도 젊고, 최신장비'를 갖추고 있다고 백번 자랑해 보았자 고객은 B 병원을 기억하기 힘들다. A 병원이 가지고 있지 않은 것을 찾아내 차별화 포인트로 이야기해 주는 것이 더욱 유효하다. 예를 들어 B 병원 원장님의 학력이 더 좋다든지, 병원 전체가 1인실이라든지, 직원이 친절하고 실력이 좋다는 점 등 A 병원과 구분되는 장점을 가지고 있어야 한다.

많은 병원에서 실수하는 것이 "우리 병원도 그렇습니다."라는 식으로 상담이나 진료를 진행하는 것이다. 그렇게 진행하면 고객은 더 이상 우리 병원을 기억할 이유가 없게 된다.

이처럼 타 병원과 구분되는 장점을 찾는 것은 쉽지 않다. 개원한 병원이라면 우리 병원을 찾는 고객들이 '우리 병원의 장점'이라고 이야기하는 것들을 활용해 보자. 예를 들면 '다른 곳보다 이 병원은 참 원장님이 친절해.' '여긴 대기가 없어.' 등은 고객들이 느끼는 우리 병원의 장점이다. 고객들이 한 말을 응대할 때 그대로 활용해도 좋다.

"이미 이용하는 고객분들이 원장님이 친절하다고 칭찬이 자자합니다." 등으로 우리 병원의 장점을 어필할 수 있다. 고객들이 이야기한 장점을 언급해 줌으로써 아직 병원의 모든 서비스(치료, 관리, 수술)를 경험해 보지 못한 고객에게 긍정적인 기대를 형성해 줄 수 있다. 우리가 당연하게 생각하는 것 또한 고객 관점에서는 차별화 포인트로 작용하는 경우가 많다. 이 외에도 고객들이 '다른 곳에서 불편하게 느낀 점' 등을 이야기하는 것을 잘 들어야 한다. '다른 곳에서는 불편했던 것'이 우리 병원에서는 불편하지 않다면 그것 또한 우리의 차별화 요소이다.

앞서 예를 든 '여긴 대기가 없어'가 대표적인 사례일 것이다. 내가 이렇게 이야기하면 우리 병원에 '고객이 없어서 대기가 없는 게 장점이 되나요?'라고 질문을 하는데, '고객 관점에서 자신의 시간을 절약해 주는 곳'이므로 충분히 장점이 된다고 답을 해준다.

또는 차별화 요소로 생각할 수 있는 것을, 마케팅의 대가인 필립 코틀러가 제시한 4C를 활용해 보겠다. 아래의 표를 보자.

차별화 요소	병원의 차별화 '킥'	응대 활용 멘트
Customer Value (고객 가치)	치료 효과뿐만 아니라 '삶의 질' 개선 휴식의 공간	"여기 오면 힐링 되는 느낌이라고 하십니다" "우리 병원에 힐링하러 오신대요" "우리 병원 다니시고, 건강해지신 분들이 입소문을 많이 내주셨어요"
Cost to Customer (고객 비용)	과잉 진료 없음 투명한 비용 현재 할인이벤트 진행 직원과 원장의 의술이 뛰어남	"과잉 진료 없는 곳으로 소문이 났어요" "원장님이 워낙 반듯하셔서 딱 필요한 것만 처방하세요" "원장님 ○○은 워낙 유명하셔서 멀리서도 찾아요"
Convenience (편의성)	야간 진료 예약제 운용(대기 시간 최소화) 주차 편의 실비보험 청구 편리함	"저희는 365일 늘 열려있어요" "저희는 병원에 있는 동안 주차는 넉넉하게 3시간 넣어드립니다"
Communication (소통)	불편 사항에 대해서 편안하게 소통 가능 원장님과 직원들과 소통이 원활 친절함	"불편하신 부분에 관해서 이야기해 주시면, 바로 원장님께 전달하여 해결해 드리겠습니다" "편하게 ○○○으로 연락을 주세요"

구슬이 서 말이어도 꿰어야 보배

병원의 차별화 요소가 많고, 장점이 많아도 병원 내부에서 제대로 고객에게 전달되지 않으면 '킥'으로 작동하지 않는다.

꼼꼼한 진료를 자신의 차별화 요소로 생각한 원장님이 어느 날 데스크 직원이 고객에게 하는 말을 들어보고 놀랐다.

고객: "왜 이렇게 기다리나요?"
직원: "저희 원장님이 진료를 워낙 천천히 봐서요."

이런 상황이 발생한 데에는 우리 병원의 차별화 요소를 직원들과 공유하지 않았기 때문이다. '구슬이 서 말이라도 꿰어야 보배'란 말이 있듯이, 우리 병원만의 차별화 요소가 있다면 적극적으로 직원들과 공유하여야 한다. 응대 매뉴얼에 자연스럽게 병원의 차별화 요소를 담은 멘트를 만들어 교육해야 한다.

매뉴얼에는 꼭 필요한 내용만 들어가야 하는 건 아닐지 고민된다면, 요즘 같은 무한 경쟁 시대에는 차별화 요소에 대한 어필 자체가 꼭 필요한 내용이다.

06

고객의 '거절' 극복하기

나는 쇼미더 머니를 좋아한다. 치열한 경쟁 상황에서 오롯이 랩 가사로 상대방을 공격하는 랩 배틀을 볼 때면 아드레날린과 도파민이 솟구쳐 눈을 뗄 수가 없다. 특히 상대의 허를 찌르는 래퍼들의 가사는 오래도록 생각이 난다. 그래서 준비했다. 응대 매뉴얼을 만들 때, 우리가 극복해야 할 상황이 있다. 바로 내원, 상담, 치료를 권유했는데 고객들이 거부하거나 주저하는 상황이다. 이러한 상황을 극복하는 응대를 매뉴얼에 담아보자.

It's Show Time!!

고객의 거절을 포용하는 자세

쇼미더 머니에서 오래도록 회자되는 등장이 있다. 바로 악동뮤지션 '이찬혁' 군의 불협화음 세미 파이널 라운드(준결승) 경연 무대이다. 한 손을 바지에 꽂고 빨간 스웨터를 입은 채 "어느새부터 힙합은 안 멋져"라고 노래하며 등장하는데, 곡 전개의 급격한 변화와 더불어 힙합 경연대회에서 '힙합이 안 멋지다'고 말하는 것 자체가 화제가 되었다.

이 이야기를 하는 이유는, 흔히 우리가 열심히 설명하거나 상담했는데 고객이 이유를 대며 거절 의사를 밝히면 순간 우리는 얼어버리기 때문이다. 그때의 충격은 마치 '힙합이 안 멋지다'라는 말을 들은 래퍼의 심경과 같을 것이다. 고객의 말에 반박하기 위해 온갖 이유를 찾는다. 상담은 구태의연해지고, 좋은 마무리는 멀어진다. 쿨함은 인정에서 비롯된다. 고객이 불편하거나 마음에 들어 하지 않는 이유를 이야기하면 인정해 주자.

예를 들어서 '가격이 비싸요.' '네~ 우리 병원 가격이 비싼 편이지요'라고 인정을 하는 것이다. 이렇게 인정하면 고객과 감정적으로 대립하지 않게 된다. 고객이 불편함을 느낀 이유를 이야기할 때, 그렇지 않다고 설득하려 하면 고객 관점에서는 자기 생각과 판단을 병원의 기준으로 평가하는 듯 느껴져 더 이상 상담 진행이 어려워진다. 그러므로 쿨하게 인정하자. 이찬혁의 디스를 받아들이고 대신 '그래도 형은 계속 멋있었어'라고 말한 박재범처럼, 자기 생각과 다른 생각을 포용하는 것이 필요하다. 그러고 나서 하고 싶은 말을 해도 늦지 않다.

가격은 높은 순으로 설명한다

쇼미더 머니의 파이널에는 늘 화려한 피처링 군단이 등장한다. 마지막 무대라고 하면 응당 아티스트의 진정한 음악성을 뽐내지 않을까 생각하지만, 역대 우승자들은 그렇지 않다. 우승자의 파이널 곡은 대중적이고 후킹이 강하다. 래퍼 개인의 랩 스타일이 돋보이지만 듣기 편한 곡이 대부분이다. 여기서 우리가 알아야 할 교훈은 대중이나 고객은 최종 선택을 할 때 복잡하거나 새로운 것을 선호하지 않는다는 점이다. 익숙하고 호감이 가는 것을 선택한다. 이는 상담 시 반론을 극복하는 상황에도 똑같이 적용된다.

내가 전달하고 싶은 이야기를 장황하게 늘어놓거나 고객이 이해하지 못한 이야기를 반복하는 것이 아니라, 고객의 관점에서 중요한 우선순위에 맞춰 쉽게 설명해야 한다.

거절 극복 응대 매뉴얼을 작성할 때도 하고 싶은 이야기가 많다고 주저리주저리 길게 쓰면 효과가 없다. 거절 극복에서는 고객이 이미 알고 있다고 생각했지만, 모호했던 것을 '유레카'라고 스스로 깨닫게 하는 순간을 만들어 주는 것이 필요하다.

그렇게 하기 위해서는 고객의 심리를 활용한 멘트를 활용하는 것이 필요하다. 알아두면 유용한 두 가지 심리 효과를 소개하고자 한다.

병원에서 가장 흔하고 두려운 거절 이유는 '가격저항'일 것이다. 가격저항을 극복하기 위해서는 가격을 설명할 때 최고가부터 제시하고, 그 아래로 2~3가지 정도를 제안하여 선택하게 하는 방법이 유용하다. '앵커링 효과'를 이용하는 것인데, 앵커링 효과란, 처음 듣게 되는 정보 (여기서는 가격을 이야기하겠다)가 선택에 큰 영향을 미치는 것을 이야기한다. 이러한 앵커링 효과를 가장 잘 이용하는 것이 애플의 아이폰이다. 새롭게 출시되는 제품 중 최고 사양은 기존 최고가를 갱신한다. 높은 가격에 고객들은 놀라지만, 최고 사양 제품이 높은 가격으로 앵커링 되면서, 그보다 기능적으로 비슷하지만 사양이 낮은 제품의 가격이 상대적으로 저렴하게 느껴지게 된다. 재미있는 것은 낮은 사양 제품의 가격도 다른 브랜드보다 크게는 100만 원 이상 비싸다는 것이다. 절대적인 가격이 중요한 것이 아니라 고객이 가격을 어떻게 느끼게 하는지가 중요하다는 것을 알려주는 사례이다. 이렇게 높은 가격이 앵커(기준) 역할을 했다면, 기준을 통해 할인을 제시하거나 다양한 선택사항을 제시하여 심리적으로 이해할 수 있는 가격에 맞춰야 한다.

시간을 버리는 것 또한 손실이라는 것을 알려주자

가격 말고 그다음으로 많이 고객들이 이야기하는 것이 '일정 확인해 보겠습니다. 좀 더 생각해 볼게요.'와 같은 거절 사유이다. 이때는 누구나 가지고 있는 '손실 회피 편향'과 '현상 유지 편향'을 자극하면 좋다. 손실 회피 편향은 같은 금액의 이익과 손실이 있을 때, 손실에서 느끼는 고통이 이익에서 얻는 기쁨보다 훨씬 크게 느껴지는 심리적 경향을 의미한다. 현상 유지 편향은 현재 상태를 바꾸기보다 그대로 유지하려는 심리를 의미한다. 이 두 가지 편향은 대부분의 사람이 가지고 있는 편향이다. 오죽하면 주식 투자와 같이 큰돈이 오고 가는 상황에서도 이러한 편향 때문에 사람들이 막대한 손해를 보기도 한다. 상담 시 선택을 보류하는 것은 바로 앞선 두 편향 때문이기도 하다. 우리는 이것을 역으로 이용해야 한다.

병원에 내원하여 상담까지 받았으나 선택을 보류하는 고객에게 '고객의 시간, 예약 기회, 또는 일정 기간 내에만 진행되는 할인 혜택을 놓칠 수 있다'라는 점을 넌지시 알려주는 것이다. 손해 보고 싶지 않은 마음을 자극한다. 또한 고객에게 '가 예약'과 같이 우선 예약을 잡아 시간을 확보하도록 권하는 것도 유용하다. 현상 유지 편향 때문에 가 예약을 잡은 경우, 보통은 예약 약속을 지키려고 한다. 하지만 노쇼도 있으므로, 되도록 가 예약 카드는 자주 사용하지 않는 것이 좋다.

이 글의 처음을 쇼미더머니로 열었으니, 마무리도 함께하려 한다. 나에게 가장 마음에 드는 경연이 있냐고 물으면 'VVS' 무대이다. 힙합을 좋아하지 않는 분들에게도 '한번은 보세요.' 하는 무대이다. 해당 무대는 두 래퍼가 처한 상황을 알면 더욱 재미있다. 총 3명이 한 팀으로 진행하는 미션에서 팀원 중 한 명이 공연을 앞두고 사회적 물의를 일으킨 대마초 사건으로 빠지게 되었다. 그래서 두 명이 무대를 책임져야 하는 배경이 있다. 이러한 배경 서사 뒤로 그들은 '보여 줘야겠어'라며 자신의 개인사를 풀어낸다. 재치 있는 소품 활용과 의상, 연기로 무대는 완성됐다. 상담에서 고객의 거절은 상담사 또는 병원에게 극복해야 하는 난관이다. 역설적으로 거절을 잘 극복한다면 그만큼 고객 응대와 상담 실력은 향상되는 기회이다. 하지만 이는 하루 아침에 되지 않는다.

아래 거절 극복 매뉴얼 양식을 활용해 다빈도로 발생하는 상황을 정의하고, 그 속에 고객 니즈를 찾아보자. 그리고 극복하기 위한 핵심 포인트를 설정한다. 그리고 고객의 말에 대화 형식으로 응대 멘트를 작성해 보자.

상황	예 ○○○ 치료가 필요한데, 비용이 부담스럽다
고객 니즈	자신이 생각한 예산 범위에서 효과 좋은 치료를 받고 싶다
핵심 포인트	1. 고객에게 최선의 결과가 나오는 치료는 ○○임을 설명한다
	2. 예산 범위를 재확인하고, 활용할 수 있는 방안을 같이 찾아본다
	3. 예산 범위의 다른 대안을 제안한다
	4. 상담 과정 중 최대한 친절하고, 고객 관점에서 설명한다

[상황 별 스크립트]

A : 저는 00만 원 생각했는데 00 치료는 너무 비싸네요….

B : (생각한 응대를 작성해 보자)

예시의 상황 말고, 우리 병원만의 거절 극복 매뉴얼 만들어 당신의 능력을 향상해 보길 바란다.

07
타이밍에 맞는 경험을 줘라

고객 경험에서 가장 힘을 줘야 하는 부분이 있을까? 브랜딩 디렉터인 전우성 작가는 본인의 저서인 '핵심경험론'에서 '핵심 경험'이라는 개념을 제시한다. 핵심 경험이란 우리 브랜드가 가진 장점 중에 차별점 또는 우리 브랜드만이 가지고 있는 '코어 기억'을 이야기한다. 즉, '사람들의 기억 속에 심어야 할 중요한 경험'이라고 말한다.

우리 병원의 핵심 경험은 무엇일까? 말로만 전달되지 않는 경험들도 있을 것이다. 하지만 앞서 이야기한 '킥'처럼 핵심 경험을 말로 전달하는 것도 중요하지만, 그보다 오감을 통해 기억에 남게 하는 것이 더 중요하다.

고객 경험에 대해 알면 알수록 고객의 '기억'에 남는 것은 무엇일지 고민하게 되었다. 응대 매뉴얼을 작성하고 실행하면서 '기억'에 남는 순간을, 응대를 통해 만들 수 있을까 질문했고, 그 답을 찾기 위해 잘되는 병원, 고객들이 줄을 서는 병원들을 찾아가 진료를 받아보았다. 그리고 그 답은 '충분히 만들 수 있다'였다. 이번 장에서는 기억에 강하게 작용하는 타이밍에 관해 이야기해 보려 한다.

병원 고객 경험의 초반 15분

고객 관점에서 우리 병원의 경험을 쉽게 이해시키기 위해서 'Cinematic CX'라는 개념을 만들었다. 한국말로 하자면 영화 같은 고객 경험이라고 해석할 수 있겠다. 현장 접점의 선생님들에게 고객 경험을 이해시키기 위해, 고객에게 각 접점이 결국 연결된 하나의 경험을 만든다는 점을 영화에 비유하여 설명했다. 제임스 길모어와 조지프 파인 2세가 '경험경제'에서 '경험 비즈니스는 연극과 같다.'라고 하며 희곡이 전략, 대본이 과정, 연극이 업무, 연기가 상품이라는 도식을 만들었다. 나는 여기서 한발 더 나아가 고객의 기억 속에는 망각이라는 편집이 일어나므로 연극보다는 영화와 같다고 생각했다. 고객의 역할이 손님에서 주인공으로 강화된 점 또한 차이점이다. 그래서 '영화와 같은 고객 경험'이라는 개념이 완성되었다.

결국 병원의 경험은 고객 관점에서 하나의 이야기를 만들어 내는 것이며, 그 이야기가 해피엔딩이거나 나름의 감동이 있어야 우리 병원을 기억하고 좋은 평가를 내릴 것이다.

영화를 비유로 들어 생각을 확장하고, 응대 매뉴얼 작업을 하면서 경험 설계도 함께하다 보니, 영화와 고객 경험 간의 재미있는 공통점을 발견하게 되었다. 병원에서의 경험 또한 기승전결 구조를 갖추면 고객에게 더욱 인상적으로 남을 수 있다. 병원에서 일하다 보면 알 수 있다. 고객은 단계별로 경험의 강약을 다르게 느껴 어떤 부분은 강렬하게 기억하고, 어떤 부분은 쉽게 잊는다. 마치 편집된 것처럼, 대기 시간과 같은 무의미한 순간은 기억에서 사라진다.

그렇다면 병원 경험에서 '전개'에 해당하는 접점은 어디일까?

바로, 초진 고객을 맞이하여 접수하고 검사를 진행하는 초반 30분 정도의 시간이다. 본격적인 이야기가 시작되기 전 단계인 '전개'가 바로 이 부분에서 이루어진다. 그렇다면 이 단계에서 응대의 핵심은 무엇일까? 병원의 좋은 첫인상과 환영하는 느낌을 주는 것이 중요하지만 그보다 더 중요한 것이 있다. 이야기 흐름으로는 고객이 자신의 현재 상태를 스스로 인지할 시간이 필요하다.

'가장 큰 불편함은 무엇인지? 어디가 불편해서 왔는지? 그 불편함이 얼마나 되었는지? 그리고 그 불편함을 위해서 어디까지 감내할지?'까지 고객에게 진료 전에 명확하게 생각해 볼 시간을 주어야 한다. 접수에서의 고객 응대는 고객의 현 상태에 대한 인지를 도와야 한다. 주 증상을 명확하게 파악한다. 생각 외로 많은 병원에서 접수 시 주 증상 파악을 그저 형식적으로 물어보는 경우가 많다.

"어디가 불편하셔서 오셨어요?" 정도의 짧은 질문과 그에 대한 고객의 답변을 들으면 곧장 "대기석에 앉아 계시면 호명해 드릴게요."라고 한다. 이 상태로 고객은 자신의 상태에 대해 명확하게 정의 내리지 못한 채 검사와 진료를 받게 되면 고객 스스로 동기가 발동하지 않아 진행이 매끄럽지 않게 된다.

그래서 나는 응대 매뉴얼을 만들거나 접점 코칭을 할 때 최대한 상세히 고객의 증상을 파악하게 한다. '접수나 빨리해 줄 것이지 뭘 그렇게 꼬치꼬치 캐물어 보냐고 고객이 불평할 것 같은가?' 그렇지 않다. 주 증상에 관한 질문이 그리 길지 않아도, 고객은 상세히 증상을 물어보는 것만으로 이 병원이 다르다는 기대를 하게 된다.

이렇게 초반에 고객이 자신의 상태를 명확하게 파악하고 있다면 그 뒤의 진행은 부드럽게 흘러가게 된다.

경험의 클라이맥스

병원 경험에서 클라이맥스는 치료가 진행되어 고객이 효과를 느끼는 순간이 된다. 병원에서 설정한 클라이맥스와 고객이 경험한 클라이맥스를 일치시켜야 한다. 그 순간이 일치해야 고객은 병원을 다시 방문하고 싶다는 생각이 든다.

병원에서 클라이맥스를 설정하는 가장 쉬운 접점은 원장님의 진료나 상담이다. 하지만 원장님의 진료가 클라이맥스가 되려면 원장 개인의 퍼포먼스 능력이 어느 정도 뒷받침되어야 한다. 여기서 퍼포먼스라고 표현한 것은 해당 접점에서 고객에게 시각적이든 청각적이든 장악력을 보여주고 존재감이 느껴져야 하기 때문이다. 장악력은 연기와 유사하여 처음에는 열에 아홉은 장악하기 힘들다. 특히 연극으로 치면 1인극이 아닌 고객과 호흡을 맞춰야 하는 2인극 형태이므로 실전 경험이 필요하다. 따라서 고객 관점에서 어떻게 느껴야 클라이맥스로 작동하는지 파악해야 한다. 여러 이유로, 작게는 원장님의 웅얼거리는 발음이나 내성적인 성격 등으로 클라이맥스를 만들기 어렵다면, 과감하게 다른 클라이맥스를 찾아야 한다. 과별로 다른 클라이맥스 조성 방법이 있는데, 성형이나 피부 미용 병원이라면 원장 상담 후 실장 상담 시 비포 & 애프터 사진과 같은 시각 자료를 활용하여 인상 깊은 클라이맥스를 만들 수 있다.

정형외과처럼 진료 후 바로 치료를 진행하는 과에서는 치료실에서 클라이맥스를 만드는 것도 좋다. 바로 효과를 느껴지게 하는 최신 장비나 다른 곳에서는 별도의 비용을 받는 수기 치료를 루틴하게 제공해 준다든지 해서 고객이 '음~ 여기는 이게 좋군.'이라고 느끼게 경험을 만든다. 병원을 이용하는 시간 중반 이후에는 반드시 클라이맥스를 경험하게 하자. 고객의 재 내원율이 달라진다.

마지막 엔딩은 훈훈하게

나는 쇼생크 탈출이라는 영화의 엔딩을 좋아한다. 파란색 카리브 해변에 배를 고치는 주인공과 먼 길을 돌아서 주인공을 찾아온 친구의 재회로 영화는 마무리가 된다. 긴 세월 누명을 쓰고 감옥에서 수감생활을 했지만, 엔딩 장면에서는 지나온 세월에 대한 후회나 미움은 없다. 지금만이 있을 뿐이다. 병원의 고객 경험은 바로 이 영화의 엔딩 장면과 같다. 고객이 긴 치료를 마치고 귀가하려 한다면, 꼭 축하의 말을 전해주자. 병원에서 좋았던 경험과 다소 불편했던 경험이 있을 수 있지만, 고객이 귀가하기 전에 꼭 물어보자.

"오늘 마지막 내원일 이시네요. 병원 이용하는 동안 편안하셨나요?"

이렇게 고객의 만족도를 확인하면, 고객들은 좋았다거나 좋지 않았다는 등의 이야기를 해준다. 그 이야기를 잘 듣고 좋았던 부분은 더욱 좋게 만들고, 좋지 않았던 부분은 개선하는 아이디어로 활용하자. 고객에게 이렇게 물어보는 것만으로도 고객은 좋지 않았던 기억마저 병원에 두고 귀가하게 된다. 끝까지 경청하고 관심을 둔 병원으로 고객은 기억하게 된다. 영화의 엔딩처럼 마무리는 훈훈하게 맺자.

08

신입직원이 고객 응대를 두려워하지 않게 하는 방법

처음 병원에 출근한 날을 기억하고 있다. 나의 첫 직장은 안경원이었다. 1년 여의 시간을 근무하였다

병원에서 비로소 진짜 직업인으로 일을 배우고 있다는 생각이 들었다. 특히 수습 2개월간은 익혀야 할 것도 많았고, 병원에서 나에게 요구하는 것도 많았다. 안경원에서의 1년이 오롯이 개인의 시행착오로 학습했던 시기였다면, 병원에서의 2개월은 농축된 훈련과 교육으로 눈에 띄게 역량을 향상하는 시간이었다. 그렇게 정신없이 2개월이 지나고 나서 정직원이 되었을 때, 뿌듯했고 나 자신이 자랑스러웠다. 이러한 차이는 어디에서 오는 것일까? 안경원에서는 아르바이트생과 같은 느낌을 퇴사할 때까지 받았는데, 이 둘의 차이는 무엇일

까? 이러한 차이가 바로 내부고객인 직원의 경험 차이이다. 신입직원
이 병원에 잘 적응하여 고객 응대를 잘 해낼 수 있게 하는 경험에 대
해 알아보자.

우리 병원을 소개해 주자

전체적인 흐름을 이해하기 쉽도록 우리 병원에 새로 입사한 가상
의 직원 A를 페르소나 삼아 경험을 소개하려 한다. 직원 A의 첫 출근
날, A가 병원에 도착하자 직원 B가 반갑게 맞이해주었다. A는 많이
긴장했는데, B가 먼저 자기소개를 하고 면접 때 느낌은 어떠했는지
등 가벼운 이야기를 나누었다. 이어서 B를 따라 A는 원장들에게 인
사를 하고 탈의실을 안내받았다.

입사 첫날 도망간 직원들에 관한 이야기를 들으니, 신입직원도 일
반 고객과 다를 바 없다는 생각이 들었다. 면접 때 병원을 경험했어
도 채용이 확정되고 나서야 비로소 실감이 난다. 첫날부터 병원에 대
한 인상이 다시 결정되는데, 이때 '이제부터 너도 우리 식구야, 직원
이야'라며 긴장감이 풀어진 모습을 자주 보인다. 의원급 병원에서 가
장 많이 하는 실수는 정식으로 팀원들에게 인사를 시키기도 전에 탈
의부터 시키는 경우이다. 유니폼은 병원 생활에서 중요한 부분이지

만, 그렇다고 소개도 안 된 상태에서 환복부터 시키면 신입직원은 개인이 금세 사라지고 유니폼 안에 조직의 일원으로 급하게 귀속되는 느낌을 받는다.

비슷한 상황이 있다. 우리나라 며느리들이 명절에 시댁에 방문했을 때와 비슷하다. 아무리 예쁘게 차려입고 가도 그런 건 신경 쓰지 않고 시어머니는 채근한다. '어서 옷 갈아입고, 앞치마하고, 여기 전이나 부치렴.' 어떠한가? 유니폼을 입고 인사를 하면 "새로 들어온 치위생사 ○○○입니다."에서 새로 들어온 치위생사만을 포커싱이된다. 이러면 '나는 그저 이 병원에 일하러 온 사람이구나'라는 생각을 하게 된다. 병원에 신규 직원이 들어오면 우선 한 개인으로서 축하와 환영 인사를 받게 하여, 병원의 구성원으로서 개인을 존중하고, 다음 단계로 넘어가도 시간은 충분하다.

이렇게 인사가 마무리되면, 바로 업무에 투입하는 것이 아니라, 첫날에는 1시간 정도 여유를 두고 병원의 미션과 비전, 핵심 가치, 바람직한 인재상에 관해 이야기해 주는 것이 좋다. 이 1시간 동안 들은 이야기는 입사 이후에는 들을 일이 없지만, 입사 당일 현장에 들어가기 전에 이야기를 들었기 때문에 직원은 중요성을 인식하게 된다. 이 이야기를 듣고 현장에서 업무를 시작하면 불필요한 오해 등을 예방할 수 있다.

경력직 직원들이 입사했을 때, 초기 퇴사하는 사유 중 하나가 이

전 병원과의 비교이다. 이전 병원에서는 이렇게 했다는 식으로 업무 방법에 관한 이야기가 나오기도 하고, 이전 병원의 프로세스나 원장 님의 마인드까지 더 훌륭했다고 말하기도 한다. 실상은 어떠한지 몰 라도, 보통 신규 입사자들은 병원 간의 '다름'을 부정적으로 느끼곤 한다. 우리 병원의 차이를 부정적으로 인식하지 않도록 병원의 방향 성을 명확히 알 수 있게 오리엔테이션 시간을 갖는 것이 좋다.

임상 지식에 대해서 정확하게 알고 교육해 준다

직원 A는 한 시간의 오리엔테이션을 거쳐 병원 매뉴얼과 몇 가지 교육 자료를 받았다. 교육 자료를 살펴보니 아래와 같았다.

[신입직원 교육자료]
1. CS 매뉴얼: 병원의 미션과 비전, 핵심 가치, 인재상, 기본적인 고객 응대 태도에 대해서 정리
2. 응대 매뉴얼: 현장 접점에서 즉시 활용할 수 있는 응대 멘트 작성
3. 업무 매뉴얼: 파트별 핵심 업무, 업무 프로세스, 체크리스트 등을 포함하 여 실제 업무에 활용 가능
4. 임상 지식 교육자료: 병원의 주요 진료, 범위, 설명, 특장점

총 4개의 자료가 꽤 두껍고 무거웠지만, 함께 제공된 일정표를 보니 이 병원은 체계적이라는 인상을 받았다. 교육 일정과 중간 평가가 총 2번 정도 있어서 긴장의 끈을 놓을 수 없을 것 같았다.

병원 신입직원 교육은 OJT와 이론을 익히는 강좌 식 교육으로 나뉘어 있었다. 초반 1주일은 하루 2시간씩 임상 지식, 응대 매뉴얼, 업무 매뉴얼을 익히는 시간으로 구성되어 있다. 임상 지식에 대해서는 이번 주와 다음 주에 원장님이 한 시간씩 강의를 해준다고 하였다. 원장님 강의가 굉장히 유익하다며 다른 선생님들도 같이 듣는다고 한다.

그 외의 시간에는 현장에서 근무했는데, A를 담당하는 선배가 A에게 업무 매뉴얼에 제시된 업무를 차례대로 알려주었다. 그리고 하루 업무를 진행하고 나면 수습 교육 일지를 작성하여 선배에게 제출하였고, 해당 일지는 다음 날 아침 피드백을 받았다.

정신없이 일주일이 지나갔고, 업무는 한 바퀴씩 훑어보았다. 둘째 주부터는 선배가 직접 업무를 A에게 해보게 시키고 옆에서 지켜보았다. 선배가 먼저 보여주고, 직원 A가 그것을 보고 바로 따라 하고, 그 다음부터는 혼자서 해보는 식이었다. 선배는 지켜보다가 '수정'이 필요한 경우 개별적으로 피드백했으며, 교육받고 피드백 받은 내용은 일과 후 일지 정리를 통해 기록했다. 2주 후 업무 일지 작성을 마쳤고, 한 달째 되는 날에는 고객 응대 롤플레잉 테스트와 임상 교육 내용,

공유받은 자료를 토대로 임상 지식 필기시험이 있다고 한다. 공부해야 한다.

직원 A의 일정을 따라가 보니 어떠한가? 바쁘다는 생각이 들 것이다. 맞다. 직원 교육에서 골든 타임이 있다. 바로 수습 기간이다. 긴장도와 집중도가 모두 높아 업무를 익히고 새로운 것을 받아들이는 데 속도가 빠르다. 최대한 임상 지식과 응대 멘트를 표준 수준에 맞게 넣어 훈련해야 한다. 이후에 아무리 매뉴얼이 좋아도, 신입직원 때만큼은 익히지 못한다. 그러니 이 골든 타임을 놓치지 말자. 교육과 훈련 후에는 자기 것으로 얼마나 만들었는지 테스트하여 잘 익히고 있는지 확인해야 한다. 테스트는 확인이 목적이다. 결과가 좋지 않더라도 수습 기간이 아직 남아있으므로 2번 정도 기회를 주고 부족한 역량을 채울 수 있게 하자.

적절한 세레모니로 자신감과 동기를 올리자

테스트도 통과하고, 수습 기간에 큰 사건과 사고 없이 잘 마쳤다면, 정직원으로 전환 계약을 체결한다.

형식적으로 느껴지는 전환 계약에서도 이왕이면 병원의 중요 인물이 면담을 진행해 수습 기간 내에 보여준 열정과 태도에 대해 칭찬해 주고 개선이 필요한 부분이 있다면 이야기해 준다. 물론 축하하고 격려하는 데 좀 더 초점을 맞춰주면 좋다.

각 파트에서 앞으로 해야 하는 역할에 대해 한 번 더 강조해 주고 정직원으로 임명한다. 이때 의미가 잘 전달될 수 있게 축하 꽃다발이나 임명장이 있다면 좋고 몸에 꼭 맞는 유니폼을 제작해 주어도 좋다. 세레모니는 과정을 통과한 것에 대한 자부심으로 직원 마음에 남게 된다. 병원이 바쁘거나 전임자가 퇴사하여 곧바로 현장에 투입돼 임기응변식으로 업무를 배운 직원들은 1년이 지나도 자신감이 부족하다. 고객 응대에 소극적이거나 중요한 순간에 책임을 회피한다.

직원의 업무에 대한 자신감과 자부심은 체계적인 훈련과 교육, 결과 검증에서 나온다. 직원 A처럼 두려움 없이 응대하는 신입직원을 원한다면 수습 기간 교육과 훈련에 투자해야 한다. 신입직원은 투자한 만큼 성장한다.

5장

말이 바뀌면 병원이 살아난다

01

오픈 발의 차이

개원 병원 교육을 준비할 때면 나는 비장해진다. 이미 자리를 잡아 몇 년씩 진료해온 병원과 달리 개원 병원은 한 번의 교육이 미치는 영향이 크다고 생각하기 때문이다. 개원을 위해 병원 구성원들이 들인 노력과 비용을 알고 있다. 그 노력을 꽃피우기 위해 나에게 교육을 의뢰한 것이라고 생각하니 더 진지해질 수밖에 없다.

병원을 개원하면 3개월간은 병원을 방문하는 초진 고객 수가 많다. 소위 오픈발이라는 것이 작동한다. 오픈발, 여기서 발(發)은 신체 부위가 아니다. 발화점의 발(發)은 필, 발(發)로 '피어나다'에서 파생된 말이다. 오픈하여 병원이 피어나는 시기이다. 오픈하면 꽃이 피어 나비와 벌이 찾듯이 고객들은 자연스럽게 병원을 많이 방문한다.

고객들이 방문하는 이유는 간단하다. '호기심' 때문이다. 우리 동네에 이미 이비인후과 병원이 있지만 새로 생겼다면 궁금해한다. 그러면 궁금한 것이다. 저 병원 내부는 어떨까? 원장님은 더 젊을까? 진료는 잘 볼까? 이처럼 고객들은 궁금한 것이 많다. 그래서 초기 오픈 후 내원하는 고객들의 내원 경로를 보면 간판과 입지의 비율이 꽤 높다. 급여 항목 진료를 하는 병원들은 개원선물도 준다. 그래서 개원선물이 궁금해 내원하는 고객들도 꽤 많다. 중요한 것은 이런 호기심을 병원 경험을 통해 '신선함'과 '믿음'으로 변화시키는 것이다.

자, 이런 오픈발을 잘 활용하는 방법을 알아보자.

오픈 기간에 내원한 고객의 특성을 이해한다

얼리어답터(Early Adaptor)라는 단어를 아는가? 신제품이나 새로운 기술을 남들보다 먼저 구매하고 사용해보는 소비자를 의미하며, 주로 전자제품 등 첨단 분야에서 두드러지게 나타난다. 하지만 얼리어답터는 전자제품과 첨단 분야에만 있지 않다. 전자와 IT 기기 분야 얼리어답터들이 블로그와 유튜브 등으로 활발히 활동하여 기업들이 그들의 행태를 알게 되자 이름을 붙여준 것뿐이다. 병원을 개원하면 지역 의료 경험 얼리어답터들이 움직인다. 이들은 길에서 나누어 주는 병원 전단지를 유심히 보는 사람이며, 병원 인테리어 공사 안내문을 주의 깊게 살피는 사람들이다. 그리고 시간을 투자하여 새로운 병원을 방문해 진료를 보는 사람들이다. 이들이 병원을 찾아오는 것을 감사하게 생각해야 한다.

대부분의 사람은 전단지를 받으면 버리고, 인테리어 공사를 하면 시끄럽다고 생각하며 무관심하게 지나간다. 병원의 간판이 불을 밝히고 있어도 그 자리에 병원이 있는지조차 모르는 경우가 많다. 하지만 얼리어답터들은 늘 관심을 가지고 지켜보고 있다. 이들은 병원에서 제공하는 맞이, 접수, 진료, 치료, 수납, 배웅까지의 모든 경험에 대해 자신만의 평가 기준을 가지고 있다. 매우 객관적이고 상세하게 '좋다, 그냥 그렇다, 별로다, 나쁘다'를 구별한다. 그래서 그냥 그렇거나 별로이거나 나쁘다고 판단되면 더 이상 내원하지 않는다.

나는 이 고객들이 중요하다고 강조하는데, 그 이유는 IT 기기 얼리어답터들처럼 이들 뒤에는 10명 이상의 일반 고객들이 있기 때문이다. 이들은 개원 초기에 병원의 평판과 입소문을 일으키는 핵심 고객인 것이다. 이들은 각계각층에서 활동하는데, 소소하게는 병원 근처 아파트 커뮤니티에서 활동하기도 하고, 쓰레드와 같이 불특정 다수에게 파급력이 큰 곳에서도 활동한다.

내 지인 중에도 앞서 이야기한 의료경험 얼리어답터가 있다. 그녀의 평가를 존중한다. 왜냐하면 그녀가 살아온 기간 동안 병원 이용

경험이 짧지 않았고, 처음 생긴 병원보다는 나와 밀접한 관계를 맺고 있는 그녀를 더욱 신뢰하기 때문이다. 그러므로 개원 후 3개월 이내에 방문한 고객들은 객단가가 중요한 것이 아니라 방문 자체를 소중히 여기도록 하자.

3개월간의 오픈 시기가 끝난 후에는 고객 유지율(Customer Retention Rate)을 확인해 보는 것을 추천한다. 병원의 전자 차트 기능을 활용해도 좋고, 직접 엑셀을 통해 분석해 보아도 좋다. 방법은 단순하다. 기간을 설정하고 한 번만 내원하고 이탈한 고객, 2회 이상 지속적으로 내원한 고객으로 고객을 분류해 본다. 개원 후 오픈발이 절정인 3개월간 또는 1년 단위로 끊어도 된다.

고객 유지율 공식은 일반 산업군에서 [(기간 종료 시 고객 수 - 기간 내 신규 고객 수) / 기간 시작 시 고객 수] × 100으로 계산한다. 하지만 오픈 병원 상황에 맞춰 아래의 3가지 고객 수를 확인한다.

- 현재 차트에 기록된 기간 내 접수된 고객 수 : 3,400명
- 1회만 방문하고 이탈한 고객 수 : 500명
- 이번 달 신규 고객 수 (병원의 내원 주기를 고려하여서 산정, 1주 간격으로 시술을 받아야 하는 피부과는 더 짧게 잡고, 2주 간격, 3주 간격으로 지켜봐야 하는 과는 더 길게): 100명
- 계산: [3400-(500- 100) / 3400] ×100= 88.2%

정확하게 계산한 것은 아니지만 이렇게 한 번만 방문하고 이탈한 고객의 비율을 살펴보는 것만으로도 우리 병원의 현재 고객 경험의 만족도 정도를 직관적으로 파악할 수 있다.

결과값을 파악할 때, 과별로, 또 병원별로 차이가 있지만 나의 경우 의료서비스 평균을 75% 정도로 보고, 그 이하이면 우리 병원의 고객 경험에 대해서 전반적인 점검이 필요한 것으로 판단한다. 특별히 SNS를 통해 저렴한 체험가 이벤트를 진행하여 초진 고객이 많이 내원하는 병원의 경우, 이탈 고객 수가 많으므로 유지율을 최소 60%까지 낮춰서 본다.

이렇게 오픈 기간에 내원한 고객은 우리 병원의 경험 수준을 가늠해 볼 수 있게 하는 자산이다.

벤치마킹과 신선함 한 스푼

개원 준비 막바지에 들어가면 필수적으로 주변의 기존 병원들이 어떤 경험을 주는지 살펴보는 것을 권한다. 이는 앞서 언급한 '킥'을 만들기 위해서도 필요한 과정이다. 직접 방문해서 모니터링을 해보는 것을 추천하는 편인데, 이유는 기존 병원을 비방하고 깎아내리기 위해서가 아니라, '우리 병원이 줄 수 있는 신선한 경험이 무엇일까?' 대해서 고민해 보기 위함이다. 앞서 강조했던 차별화 요소를 찾는 데 이보다 좋은 방법은 없다.

많은 개원 병원 원장님들이 착각하는 것 중 하나는 바로 병원에 대해 잘 안다고 생각한다는 것이다. 하지만 원장님들이 경험한 병원은 보통 봉직의 시절에 근무했던, 이미 성장이 완료된 병원이거나 수련의 시절 근무했던 종합병원이 전부였기 때문에 소규모로 개원하는 일반 의원이 어떻게 진료를 보고 고객들이 개원한 병원에 무엇을 기대하는지 모르는 경우가 많다.

봉직의 시절에 진료하던 방식을 고수하다가 경쟁력이 떨어지는 경우도 있다. 부정적으로 인식했던 방법들이 알고 보니 필승 기법인 경우도 있다. 개원 후 상담 코칭을 진행했던 B 원장님이 계셨다. 이 원장님의 상담은 친절하고 상세했다. 하지만 마지막 클로징에서 고객에게 확신을 주지 못했다. 기존 봉직의 시절 진료를 보면서 생긴 습관이었다. 무의식적으로 책임질 일을 만들지 않는 방식으로 상담을 마무리하는 습관이 몸에 밴 것이다. 이 습관을 고치는 데 시간이 꽤 걸렸다. 나와 유사한 규모, 유사한 입지의 경쟁 병원을 모니터링하며 벤치마킹할 것은 하고, 우리가 강점으로 개발할 것들은 개발해 보자.

고객들은 기존 병원보다 좋으면서 신선함이 한 스푼 들어간 곳을 선호한다. 우리나라에서 가장 많은 요식업종은 치킨집이라고 한다. 치킨은 참으로 정형화된 메뉴이다. 그만큼 많이 생기기도 하고 폐업도 많이 한다. 하지만 늘 새로운 치킨이 출시되고 사랑받는다. 새로 나온 치킨 메뉴들을 보면, 기존 레시피에서 크게 바뀌지 않고, 딱 한 스푼의 차이만 줄 뿐이다. 병원도 마찬가지다. 지금 개원을 하는데 경쟁자가 없기를 바라지 말고, 대신 우리만의 신선한 한 스푼을 만들어 보자.

농부는 밭에 뿌릴 종자로 밥을 짓지 않는다

한 번만 내원한 고객들에게 리마인드 문자를 보내 재방문을 요청하고, 1주년 이벤트 고지를 함께 보낸다. 하지만 그중에서 다시 내원하는 고객 수는 손가락에 꼽을 정도로 적다. 아쉽고, 아깝다.

왜 이런 일이 발생할까? 왜 신선함도 한 스푼 넣고 고객에게 최선을 다했는데 이탈했을까?

개원 후 이탈률이 높은 병원의 특징을 살펴보니 '조급함'이라는 단어가 나왔다. 조급함은 오픈 초기에 빠르게 성과를 내야 한다는 생각을 갖게 한다. 그래서 얼리어답터 고객의 가치를 결제 금액으로만 생각해 내원 고객에게 최대한 높은 비용의 치료를 권하거나 판매하려는 모습을 보인다. 또한 고객을 돈이 되는 고객과 그렇지 않은 고객으로 성급하게 나누어, 돈이 되지 않는다고 생각하는 고객에게 지나치게 단호하게 응대하거나 약속한 경품을 주지 않는 실수를 한다. 주변 지인들이 개원 초에 내원하면 서비스를 퍼주기식으로 제공하고, 어렵게 방문한 기존 고객을 뒷전으로 챙기기도 한다.

농부는 밭에 뿌릴 종자로 밥을 짓지 않는다. 개원 초기 고객은 앞으로 우리 고객을 불러올 종자와 같다. 이들에게는 여유로운 마음으로 응대하며, 그들이 필요로 하는 것, 우리 병원의 장점 등 긍정적인 이야기에 집중하자. 그러한 말들이 씨앗이 되어 우리 병원의 고객 경험을 풍부하게 하고 성장하게 한다. 병원은 고객 없이는 성장할 수 없다.

02

작은 병원일수록
시스템을 만들자

여기까지 읽은 독자라면 고객에게 하는 말 한마디를 하기 위해 꽤 할 일이 많다는 것을 알게 될 것이다. 실은 4가지 일을 반복해서 하는 것이 전부이다. 네 가지 일이란 좋은 직원을 선발하고, 우리 병원의 응대 매뉴얼을 만들고, 그에 맞춰 교육과 훈련을 해주는 것, 그리고 응대를 잘하는 직원이 적절한 보상을 받게 하는 것이다. 이 4가지가 원장님이 신경 쓰지 않아도 알아서 굴러가게 하는 것을 시스템이라고 한다.

시스템이라는 추월차선

엠제이 드마코의 "부의 추월차선"을 보면 서행차선과 추월차선에 관해서 이야기한다. 월급을 받아 자산을 모으고, 회사에서 승진하고, 남은 돈으로 투자하는 서행차선, 그리고 자신만의 사업을 하여 빠르게 부를 모으는 추월차선. 물론 자극적이고 급진적인 내용 때문에 호불호가 갈리는 책이지만, 이 책에서 강조하는 것이 있다. 바로 추월차선 여행자의 사고방식에 대한 부분이다. '빚으로 나만의 시스템을 설계하고 키울 수 있다면 빚은 유용하다.', '돈은 나로 인해 감명받은 사람의 수가 곧 내가 벌어들이는 돈'이라는 부분은 동의하지 않을 수 없었다.

이 책에서는 이집트 우화 하나를 설명하는데, 바로 시스템에 대한 우화이다. 시스템의 중요성을 설명하는 데 이보다 좋은 이야기가 없어서 나도 소개하려 한다. 파라오는 추마와 아주르라는 두 인물에게 피라미드를 완성하면 왕자의 지위와 막대한 부를 물려주겠다고 말한다. 아주르는 즉시 일을 시작했다. 아주르는 크고 무거운 돌을 끌어다가 단계 단계 하나씩 쌓아갔다. 하지만 추마는 일을 하지 않고 있었다. 거의 1년간 추마는 계속해서 고강도의 훈련을 하였고, 덕분에 근력도 세져서 속도도 빨라졌다. 피라미드의 하단은 어느 정도 틀이 보이는 듯했다. 그렇게 또 1년이 지나고 아주르는 난관에 부딪

혔다. 1층은 어떻게 쌓았지만, 2층으로 올리기에는 돌이 너무 무거웠다. 그때 추마가 드디어 공터에 나타난 것이다. 추마는 커다란 기계를 가지고 나타났는데, 그 기계는 무거운 돌을 나르고 쌓는 데 탁월하였다. 일주일이 지나자 추마는 피라미드를 완성하였다.

병원은 서비스업이기 때문에 특별히 시스템을 만들 것이 없다고 생각하는 경우가 있다. 아니다. 서비스업이기 때문에 더욱더 필요하다. 인재 관리 시스템, 채용 시스템, 평가 시스템, 교육 시스템, 보상 시스템 등 시스템화할 것이 많다. 시스템 효과는 복리이다. 시간이 지날수록 개원하면서부터 차곡차곡 쌓은 시스템이 어느 순간 큰 이익을 가져다준다.

병원이 작을수록 시스템이 필요하다

보통 일정 규모를 이룬 병원에서는 효율적인 운영을 위해 시스템을 구축한다. 규모가 10인 이하인 병원에서는 원장이 모든 것을 결정하고 처리하게 된다. 우리나라 병원 마케팅 업체들은 다소 독특한 구조로 되어 있는데, 병원 마케팅에도 많은 시간을 쓰지만 병원 운영의 일부를 대행해 주는 경우도 많다. 예를 들어 채용 공고를 대신 올려주거나, 내부 응대 서비스 질에 대해 조언하거나, 전구를 갈아주는 것을 보았다. 다방면으로 활동한다. 문제는 외주를 주는 것이기 때문에 어떤 회사나 제약회사 직원을 만나느냐에 따라 병원의 서비스 질이 들쭉날쭉해진다는 것이다.

그렇다고 이 모든 행정적인 일과 병원 시스템 운영까지 하기에는 원장님들과 협업하는 직원들이 고객을 응대하고 치료하는 데에도 물리적인 시간이 부족하다.

동네에서 강자로 불리는 치과가 있었다. 탁월한 응대로 소문이 났고, 꾸준한 마케팅 활동으로 항상 적정한 신규 고객을 유입시키는 곳이었는데, 원장님이 외부 업체를 활용하지 않고 직원들과 힘을 합쳐 내부 시스템을 하나하나 일궈 온 곳이었다. 네이버 공지하는 법, 인력 채용 공지 넣는 법까지 매뉴얼화하여 누락 없이 진행할 수 있었다. 신입직원이 입사해도 간단하게 바로 업무를 시작할 수 있는 시스템을 구축한 병원이었다.

이렇게 운영하니 병원은 불필요한 비용을 줄일 수 있었고, 무엇보다 인력 변경에 따른 서비스 질 저하와 매출 변동 폭이 작았다. 병원이 작을수록 직원 1명, 외주 협력업체 1곳이 주는 영향력이 크다. 하지만 결국 그들은 남이고, 내 병원은 내가 일궈야 한다. 우선 내부 시스템을 견고하게 만들어 보자. 이것이 바로 우리 병원의 자산이 된다.

4가지는 꼭 병원 내에서 구축하자

그렇다고 모든 시스템을 내부에서 진행할 필요는 없다. 병원 내부에서 운영하면 오히려 성과가 낮아지는 것들이 있다. 대표적인 예가 마케팅이다. 외부 변화에 최대한 민감하게 반응하고 빠르게 대처해야 하는데, 병원 내부에만 있다 보면 아무래도 반응 속도가 떨어진다. 반대로 병원 내부에서 꼭 갖춰야 하는 시스템은 직원 채용, 고객 응대, 직원 교육, 직원 평가 및 보상 등과 관련된 것들이다. 물론 직원 교육은 업무 스킬과 응대 현장 코칭은 내부에서 직접 진행하고, 정기적인 CS 교육이나 동기부여 강의는 외주를 활용하여도 좋다.

위에서 이야기한 4가지가 견고하게 작동이 될 때, 병원은 시스템으로 운영이 되고, 그것이 성장의 밑거름이 된다. 다음 장에서는 외주를 줄 수 없는 직원 평가와 보상에 대해서 알아보도록 하겠다.

친절한 직원과
오래 함께하기 1

그 성형외과의 데스크에는 정말 친절한 선생님이 계셨다. 성형외과 데스크는 진짜 병원의 이미지를 결정짓는 중요한 역할을 한다. 병원의 얼굴, 꽃으로도 불리는데 이유가 있는 것이, 데스크 선생님들의 외모를 보고 고객들이 해당 병원의 수술 결과를 가늠하기 때문이다. 훌륭한 외모를 넘어서는 것이 친절한 태도이다. 말한 마디를 하여도 친근하고 눈을 맞추고 미소 짓는 A선생님 덕분에 나는 그 병원을 찾는 것이 즐겁게 느껴졌다. 이는 나만 느끼는 감정이 아니여서 해당 선생님은 빠르게 병원내에서 성장하였다.

비교적 규모가 컸던 성형외과 병원이나 전국 네트워크를 가진 한의원 본부에서 근무했을 때도 고객 응대 태도가 좋고 상냥한 직원들은 고객이 제일 먼저 알아본다. 그다음 내부 직원들이 알아본다. 좋은 직원들은 우리 병원에서 성장했으면 한다. 하지만 우리 병원을 오래 다녔으면 하지만 그렇지 못한 경우가 있다.

친절한 직원이 우리 병원 오래 다니게 하려면 어떻게 하여야 하는지 알아보도록 하자.

제대로 평가하고 보상하는가?

나는 혼자 뉴욕으로 여행을 간 적이 있다. 그때 숙박비를 아끼기 위해 도미토리 형식의 한인 민박집에 묵게 되었는데, 우리 방에는 나를 포함하여 총 3명의 여성이 함께 있었다. 칸막이도 없고 뉴욕이라는 느낌 때문인지 3명은 금세 친해졌는데, 재미있게도 셋 다 약간의 번아웃을 경험하고 훌쩍 여행을 왔다는 공통점이 있었다. 나이는 20대 후반에서 30대 초반이었고, 내가 30대 중반으로 가장 나이가 많았으며, 결혼도 하고 아이도 있어서 자연스럽게 왕언니가 되었다. 한국에서는 누구에게도 이야기하지 못할 고민도, 한 번 만나고 말 여행지의 타인에게는 술술 털어놓게 된다. 그중 20대 후반의 친구는 현재 직장이 첫 직장인데, 그곳은 업계에서 나름 유명한 곳이어서 입사 후 3년간은 정말 정신없이 즐겁게 일했다고 한다. 3년이 지났지만 자기 자리나 하는 일은 늘 비슷하고 딱히 인정해 주는 분위기는 아니고, (그녀가 일하는 업계의 분위기를 알고 있다. 주로 지적이 많고 칭찬은 적은 업계이다) 때마침 경쟁 업체와 신생 업체에서 스카우트 제의가 들어왔다고 한다. 연봉과 직책이 올라간 제안이었기에 어려운 결정을 내리기 위해 심란한 마음으로 여행을 왔다고 했다. 해당 업계가 좁아 혹시 자신의 평판이 나빠지지는 않을까 하는 걱정도 있었다.

이 고민을 들어보니, 병원과는 전혀 다른 업계였지만 병원에서 만났던 선생님들이 나에게 조심스럽게 털어놓았던 이직 고민과 비슷하여 공감이 많이 되었다. 3, 6, 9년 차는 주로 이직을 많이 하는 연차라고 한다. 특히 3년 차에는 아무리 병원에 충성도가 높은 직원이라고 해도 '온다!' 환경에 대한 변화와 업무에 대한 매너리즘이 결합하여서 이직하고 싶어진다.

고민하는 그녀에게 조심스럽게 물었다.

"현재 회사에서는 제대로 인정받고 그만큼 보상받지 못하다고 생각하는구나. 혹시 원하는 걸 요구해 본 적이 있을까?"

그녀는 "아니요. 제가 뭔가를 요구해 본 적도 없어요. 안 해줄 것 같아서요."

일 잘하는 많은 직원은 스스로 뭔가를 요구하는 경우가 드물다. 우리나라에서는 일 잘하는 사람 앞에 흔히 '묵묵히'라는 단어가 붙는다. 일을 잘한다는 평판 때문에 묵묵히 일만 하는 이미지가 강해,

뭔가를 요구하기 어렵다. 따라서 병원에서는 그들이 원하는 것이 무엇인지 파악하려고 노력해야 하고, 업무와 성과에 대해 제대로 평가해야 한다. 여기서 평가는 직원을 등급으로 나누어 관리하는 데 목적이 있는 것이 아니라, 응대나 업무 능력이 뛰어난 직원을 인정하고 그에 합당한 보상을 제공하기 위함이다.

많은 대기업이 HR팀을 가지고 있다. 신입직원 한 명을 성장시키는 데 드는 비용은 상당하다. 직원 유지를 위해서는 균형 잡힌 공정한 평가가 우선되어야 한다. 그다음은 보상이다. 아직도 많은 병원에서는 '인사 평가'를 별도로 진행하지 않는다. 원장이 보기에 싹싹하고 일 잘하는 직원은 연봉 협상 시 불만이 없을 정도로 올려줘야 한다고 생각하며, 그 생각은 수시로 변한다. 그러다 연봉 협상을 앞둔 달에 매출이 좋지 않으면 "병원 사정이 안 좋아서…"라며 물가 상승률에도 못 미치는 인상을 한다.

평가는 어떻게 하는 게 좋을까?

평가는 어떻게 하는 게 좋을까? 인사 평가는 역량 평가와 성과 평가로 나누어 진행하는 것을 추천한다. 역량 평가는 태도, 스킬, 지식으로 구성되어 있다. 성과 평가는 병원의 매출, 고객만족도, 유입 전환율, 상담 성공률 등을 지표화하여 반영하는 것을 의미한다.

복잡하게 느껴질 수 있지만, 실제 예를 들어 생각해 보면 이해하기 쉽다. A라는 직원이 있다. 해당 직원은 우리 병원 경력도 있고, 근태도 좋으며, 업무 스킬도 좋은 편이고, 병원에서 새롭게 시도하려는 프로그램에도 적극적이다. 해당 직원을 평가한다면 역량 면에서는 아주 높은 점수를 얻을 것이다. 그런데 해당 직원이 병원의 전체 매출에 이바지하는 정도는 그리 크지 않았다. 해당 직원의 핵심 업무인 상담 성공률이 저조하기 때문이다. 이런 직원의 경우, 성과 평가로만 평가하면 좋은 역량이 무용해지는 경우가 있다. 병원의 성과는 오롯이 A 직원의 몫이 아니기 때문이다. 그러므로 성과와 역량의 비율을 따져 적정한 수준으로 반영해야 한다.

병원에서 역량 평가를 진행하려면 우선 각 파트별 핵심 역량에 대해 명확하게 파악해야 한다. 역량 평가 내용은 채용 때에도 활용되므로 우리 병원의 인재상에 맞는 역량표를 가지길 바란다. 샘플로 의원급 병원의 파트별 핵심 역량에 대해 제시해 보았다. 파트별 핵심 역량에 대한 정의를 내리고 만드는 작업은 예전에는 굉장히 어렵고 지루했지만, 요즘에는 챗 GPT를 활용하면 쉽게 만들 수 있다.

직군	핵심 역량	정의	구체적 행동 지표 예시
봉직의 (의사)	전문성 (의학지식·기술)	진료 및 수술에 필요한 의학 지식과 술기를 정확히 이해하고 적용하는 능력	최신 치료 가이드라인 숙지, 케이스별 맞춤 치료 계획 수립, 합병증 예방 관리
	환자 커뮤니케이션	환자의 상태와 치료 계획을 알기 쉽게 설명하고 신뢰를 형성하는 능력	전문 용어를 환자가 이해할 수 있는 언어로 풀어 설명, 환자의 감정에 공감
	협업 리더십	진료팀 및 간호 인력을 이끌고 원활히 협업하는 능력	치료 계획을 팀에 명확히 공유, 수술/치료 후 피드백 제공
진료실 간호사	정확성	의사의 지시를 이해하고 정확히 수행하는 능력	처치 준비·기록·소모품 관리 정확
	환자 배려	환자의 불안과 긴장을 낮추는 태도	환자에게 사전 안내, 눈 맞춤·부드러운 언어 사용
	위기 대응	돌발 상황에 빠르게 대처하는 능력	응급 상황 발생 시 신속히 보고 및 응급조치
치료실 간호사	친절 서비스	반복 내원 환자의 관계 관리 및 만족도 제고	환자 이름을 기억하고 맞이, 불편 사항 청취
	효율성	제한된 시간 내 다수 환자를 효과적으로 관리	치료 절차를 표준화, 체류 시간 단축
	전문 지식	물리치료·재활 등 특수 치료 관련 이해	장비 사용 숙련, 안전한 시술 보조
데스크 코디네이터	친절 응대	병원의 첫인상으로서 환자에게 긍정적 경험 제공	미소·눈 맞춤·정중한 언어, 불만 즉시 경청
	업무 처리력	예약, 접수, 결제 등 다중 업무를 정확·신속히 처리	동시다발적 요청 시 우선순위 판단
	이미지 관리	병원의 얼굴로서 전문성과 세련됨을 표현	단정한 복장, 병원 규정에 맞는 용모

상담실장	설득·영업 스킬	환자의 니즈를 파악하고 최적 치료를 안내·유도	환자 상황별 맞춤형 옵션 제시, 비교 설명
	관계 형성	장기적 환자 신뢰 확보	환자 불안 해소, 꾸준한 follow-up
	분석적 사고	상담 데이터 기반 성과·전환율 분석	매출 성과 모니터링, 개선 포인트 제안
도수치료사	전문 술기	도수치료 및 재활 관련 전문 기술	해부학 지식 기반 안전한 수기 치료
	환자 피드백	환자의 통증·변화를 민감히 파악하고 조정	환자 반응에 따른 강도·자세 조절
	교육 역량	환자에게 올바른 운동·자세 지도	가정용 스트레칭·재활법 안내
수술방 간호사	전문성·정확성	수술 준비·보조·기록을 정확히 수행	무균술 준수, 기구 전달 정확
	팀워크	수술팀 내 원활한 협력	집도의 지시에 신속 반응, 동료 지원
	긴급 대응	돌발 상황 즉각 대처	환자 상태 이상 감지 후 보고, 응급키트 활용

이렇게 역량에 대해서 정의가 되고 파악이 되면 성과에 대해서도 핵심으로 삼을 수 있는 지표를 산출해 내야 한다.

성과와 역량의 비율은?

역량이 다소 주관적인 평가라는 느낌을 준다면, 성과는 객관적인 지표로 도출되는 부분이기에 인사 평가에서 핵심이 된다. 요즘 MZ 세대가 가장 중요하게 생각하는 가치는 '공정'이라고 한다. 어린 시절부터 경쟁에 익숙하기에 공평하고 올바르다면 차등적인 보상은 감내하는 것이 그들의 특징이다. 하지만 공정하지 않은데 차등적인 대우를 받는다면 그들은 참지 않고 이직을 생각하게 된다. 그래서 평가자의 주관적인 평가가 많은 역량 평가 항목보다는 객관화된 성과 평가 항목이 더욱 중요하다. 일반 의원급 병원에서 가장 단순하게 활용할 수 있는 KPI(Key Performance Index)는 목표 매출액을 설정하고, 그것에 도달했는지를 보는 것이다. 예를 들어 월 진료 매출 목표 1억, 달성률 110% 달성 등으로 설정할 수 있다. 여기에 고객 경험 및 서비스 품질 지표를 함께 반영해 보자. 상담실장은 상담 전환율과 고객 만족도를, 간호사는 처치 정확성과 친절도를 함께 평가하는 것이다.

인사 평가에서 성과 평가와 역량 평가의 비율은 국내 대기업을 예로 들면, 삼성전자의 경우 성과 60%대 역량 40%이며, 성과주의 문화가 강한 현대 자동차는 성과 70%에 역량 30%, 그리고 서비스 직군이 많은 호텔과 항공사에서는 역량의 비율이 60%까지 올라가는 경우가 많다.

이 비율을 병원에 적용하면, 상담실장과 봉직의 같이 매출을 직접적으로 일으키는 직군은 성과 60%에 역량 40%를 적용할 수 있고, 데스크나 일반적인 물리치료사처럼 고객이 많으면 업무가 많고 적으면 업무가 적어지는 직군은 역량 50%, 성과 50% 등으로 설정할 수 있다. 1년에 1~2회 정도 인사 평가하고 총점을 기준으로 연봉이나 인센티브를 차등 지급할 수 있다. 차등 지급에 대해 작은 병원에서 가장 궁금해하는 것이 있다. 인사 평가 결과가 안 좋은 직원은 어떻게 해야 할까? 직원들끼리 연봉을 이야기하던데 그것 때문에 퇴사율이 높아지지 않을까 걱정한다. 그러므로 입사 시 병원 내 인사 평가 시스템과 연봉 및 인상률이 모두 같지 않다는 점을 먼저 알려주어야 한다. 그렇기에 연봉에 대해서는 서로 비밀을 유지하도록 당부한다.

인사 평가를 마치고 나면 나온 수치를 통해 3단계 또는 5단계로 나눈다. 절대 평가로 구분하여 연봉 및 보상과 연계할 수 있고, 상대 평가로 진행할 수도 있다. 절대 평가로 진행하는 경우는 비교적 10인 이하의 전체적인 팀워크가 중요한 소규모 병원에 추천한다. 5등급제 (S, A, B, C, D)라고 할 때 B 등급 이상이면 연봉이 인상되는 구조를 만드는 것이다. 상대 평가로 결정하는 경우는 직원의 수가 많고 구성원들이 적당히 경쟁하며 긴장감을 가지게 하는 경우이다. S급의 인상 비율은 일반 기업이 8~10% 정도이므로 우리 병원의 상황에 맞춰 인상률을 설정한다. 마지막 단계의 직원은 2%대로 설정하거나 0%로 한다. 2%는 현재 물가 상승률을 고려하면 연봉이 동결된 것이고, 0%는 삭감된 것과 같다. 이를 통해 평가 결과가 좋지 않은 직원은 자연스럽게 이직을 고려할 시스템을 만든다. 상대 평가는 팀워크를 저

해하거나 직원들의 잦은 퇴사의 원인이 될 수 있으므로, 병원 채용이
쉽지 않다면 추천하지 않는다.

친절한 직원과
오래 함께하기 2

3, 6, 9란 말을 아는가? 회사에 입사 후 3개월, 6개월, 9개월 또는 3년, 6년, 9년마다 그만두고 싶은 생각이 든다는 말이다. 병원도 예외 없이 이 법칙이 적용된다. 아니, 더 심하게 적용되는 것 같다. 3년 차 경력직 직원이 퇴사하면 병원의 타격은 크다. 3년 정도면 병원에서 본인 파트에 대해 어느 정도 장악하고 다른 직원들과 호흡을 맞춰가며, 신입 직원을 교육할 수 있을 정도의 숙련도가 생긴다. 그래서 병원에서 중간 관리자 역할을 시작하는 것이 3년 차이다. 하지만 아이러니 하게도 3년차가 되면 직원들은 '이 병원에서는 더 이상 배울 것이 없다.' 라고 느끼게 된다.

업무가 다양하지 않고 구성원 역시 많지 않은 의원급 병원에서는 이러한 3년 차에 찾아오는 권태기를 넘기기가 더욱 힘들다. 이번 장에서는 신입 교육만큼 중요한 기존 직원들의 역량 육성 방법에 대해 알아보도록 하겠다. 병원 내 성장 로드맵을 통해 권태기 없이 우리 병원의 파트너로 성장하는 방법이다.

상담실장이 되기 위해서 입사했는데요

피부과나 성형외과 병원 코디네이터들은 이직이 유독 잦다. 채용 시 요구하는 업무 역량이 낮은 편이기도 하고, 입사 시 막연하게 '병원에서 일하면 좋을 것 같아서'라고 생각해 구체적으로 업무에 대해 깊이 생각하지 않아 현실과 이상의 벽에서 퇴사하기도 한다.

특히 채용 시 별다른 자격 요건 없이 용모가 단정하다면 채용되는 분위기도 한몫한다. 민간 자격증이 있기는 하지만 그마저도 필수가 아닌 직군이 코디네이터, 인포, 데스크 직원이다. 마의 신입 시기를 잘 넘기고 병원에 적응하며, 연차가 쌓여 병원 용어에 익숙해지고 고객 응대가 자연스럽고 부드러워지면 이직한다. 퇴사하고 싶다고 해서 면담을 해보면 "저는 실은 코디네이터가 아니라 상담실장이 되기 위해서 입사했는데요."라고 운을 띄운다. 즉, 상담실장이 되기 위해 병원에 입사하여 배운다는 생각으로 일했지만, 계속 접수와 수납 업무만 하니 상담실장으로 써주는 곳으로 이직하겠다는 것이다.

　직원들이 잦은 이직을 하면 병원으로서는 손해이다. 직원 한 명을 교육하고 훈련하는 데 드는 비용이 적지 않을뿐더러, 직원이 그만두면 새로운 인력 채용과 해당 파트가 안정될 때까지 위험 부담이 있다. 내가 근무했던 병원과 컨설팅한 병원 모두 위와 같은 이유로 퇴사하고 싶어 하는 직원들이 꽤 많았다. 그렇다고 퇴사한다고 해서 울며 겨자 먹기로 직원을 상담실장으로 임명할 수는 없다. 상담실장에게는 상담실장만의 역량이 필요하며, 이러한 역량은 병원 코디네이터 업무를 통해 일부 성장할 수 있지만, 별개의 역량이기 때문이다.

공정한 성장의 기회를 주자

　이런 문제로 골머리를 썩을 때, 해답이 된 것은 경력개발프로그램(CDP: Career Develop Programe)이었다. 위의 코디네이터 사례와 같이 역량이 유사하지만 다른 직군으로 성장을 원하는 직원을 병원 내에서 지원하고 육성하는 프로그램이다. 동일 직군 내에서도 역량별로 단계를 나누어 직원들이 자신의 성장을 느끼게 한다. 병원도 명확하게 해당 직군의 연차별 성장 과제를 정의하여 그에 맞는 보상까지 연결하여, 좀 더 성장형 조직으로 만들 수 있다.

아래에 성형외과 병원의 사례를 함께 살펴보자.

단계	최소 근무 기간	코디네이터 역할	상담실장(상담사) 역할	핵심역량
Lv1 (입문)	~3개월	맞이·접수·대기 안내, 표준 매뉴얼 숙지	(해당 없음)	친절 태도, 기본 CS
Lv2 (숙련)	1년 이상	예약 관리, 수술 동의서 설명 보조	서브 상담(예진 보조), 보호자 상담	정확성, 설명력
Lv3 (부팀장)	2~3년 차	신입 온보딩, 현장 VOC 관리, 주의 사항 설명	서브 상담 독립, 보호자 상담, 환자 준비 안내	멘토링, 문제 해결
Lv4 (팀장급)	3~4년 차	현장 컴플레인 관리, 병원 스케줄·동선 관리	본 상담 주도, 금액 상담, 장기 환자 관계 관리	리더십, 설득·영업 스킬
Lv5 (리더/실장)	4년 이상	마케팅 기획 참여, KPI 관리, 성과 보고	상담실 운영 총괄, 마케팅 협업, 성과 KPI 관리	전략 기획, 데이터 분석

위 표는 병원 코디네이터의 단계별 역할을 명확히 구분하고 있다. 또한 최소 근무 기간을 통해 승급 기간을 제시하고, 각 단계별 핵심역량을 설정하여 가능한 경우 승급하도록 하였다. 상담사의 경우, 기본 숙련 이상으로 지원이 가능하며, 서브부터 시작하여 성장하는 단계를 제시하였다. 즉, 코디네이터로 입사했다면, Lv 2 숙련 단계에서 선택하는 것이다. 코디네이터로 성장하여 코디네이터 팀장, 코디네이터 실장이 될 것인지, 숙련 단계에서 서브 상담을 시작하여 상담

실장으로 성장할 것인지를 선택하게 한 것이다.

위와 같은 진로 개발 프로그램(CDP)을 통해 병원 구성원이 자신의 진로를 선택하고 성장할 기회를 균등하게 줄 수 있다. 내가 근무했던 병원에서 이 CDP를 처음 시행했을 때는 모두가 상담실장이 되고 싶어 하면 어떻게 하나 하고 생각했었다. 그런데 내 생각과 달랐다. 직원들은 영업적인 성격이 강한 상담실장 직군을 선호하지 않는 이들도 있었다. 코디네이터에게도 리더를 세워 전문적인 부분을 담당하게 하고, 팀을 이끄는 리더로서 인정해 주자 해당 업무에 대한 집중도가 높아졌다. 이는 애초에 기회가 없다고 여겨 불만을 느끼고 퇴사하는 것과, 기회는 있지만 자율적으로 직군을 선택하는 것의 차이였다.

전체 과정을 미리 알게 하라

고객 경험을 설계할 때 고객 이탈률을 줄이려면, 고객에게 다음 단계가 무엇인지 사전에 투명하게 공유해야 한다. 다음 단계에 대한 공유 없이 갑작스럽게 난관이나 새로운 업무와 책임을 맡게 되면, 고객은 치료 과정에서 쉽게 지치거나 변화가 없어 지루해한다. 직원들의 경력 관리도 마찬가지다. 직원들에게 각 단계별 성장 단계와 요구

역량에 대해 사전에 이야기해주고, 가능하다면 각 단계별 승급 교육을 제공해주면 좋다.

이번에 J 병원의 중간관리자 리더십 교육을 진행하게 되었다. 교육 대상자는 입사한 지 3년 차 정도 된 간호사들이었다. J 병원은 연차가 차면 승급 시험을 볼 자격이 주어지고, 시험을 통해 1차 대상자를 선발했다. 그리고 중간관리자 교육과 관찰 기간을 거쳐 최종 승급하는 프로세스를 가지고 있었다. 사전 미팅을 통해 교육 커리큘럼을 조정했는데, 중간관리자 리더십과 컴플레인 응대 강화에 대한 명확한 니즈가 있었다. 이는 이미 병원 내 중간관리자에게 필요한 역량이 무엇인지를 정의하고 있었기 때문이다. 그래서일까? 교육을 받는 교육생들도 자신에게 필요한 교육이라고 느끼고 8시간이 넘는 교육임에도 열정적으로 참여했다.

좋은 직원과 오래 함께하고 싶다면, 병원은 채용 초기부터 '우리 병원에서 3년, 5년 뒤 나는 어떤 모습일까'에 대한 답을 구체적으로 제시할 수 있어야 한다. 연봉만 올려준다고 동기부여가 되지 않는다. 병원 내 성장의 길을 함께 보여주자.

잘나가는 병원은 말에 노력한다

"이전에 근무하던 실장이 대기업에서 CS 교육도 하던 친구라서 그 친구가 병원 내부에서 CS 강의도 하고 매뉴얼도 만들었는데, 해당 실장이 퇴사후에는 직원들 개인의 역량에 맡겼더니 어느 날부터 고객들이 "이 병원에서 원장님이 제일 친절해요." 라고 말하더라구요." 교육을 의뢰한 병원에서 사전 미팅 때 원장님이 한 이야기이다. 그렇다. 있을 때는 모르지만 없으면 티가 난다.

하지만 병원에 원키우미와 같은 CS 리더나 CS 팀장을 모두 두기에는 비용적으로 부담이 된다. 나 역시 병원 내부에서 팀장으로 근무해 보았지만, 병원 규모가 크지 않다면 내부 CS 팀장이나 강사는 종종 '비용'을 증가시키는 요인 취급을 받는다.

하지만 잘 나가는 병원들은 모두 CS 고객 만족에 투자한다. 이번 장에서는 적은 비용으로 최대의 효과를 내는 CS 교육 방법을 알려드리겠습니다. 특히 의원급 병원에게 더욱 도움이 될 내용이다.

병원 내부 자체 교육 방법

CS 강의든 역량 관련 지식, 스킬, 태도 교육이든 강의 주제를 명확히 하는 것이 중요하다. 병원 내부 교육이 실패하는 이유는 처음에는 명확한 목표와 주제가 있었지만, 정해진 시간(짧게는 15분에서 한 시간) 동안 진행되면서 주제가 모호해지기 때문이다. 대표적인 예가 원장님들이 하는 CS 교육인데, 좋은 의도로 시작했어도 직원들에게는 잔소리로 들리는 경우가 많다. 최근에 '친절한 건 지능 순'이라는 CS 교육을 대표 원장님이 진행했다는 인스타 피드를 보았다. 공격적이고 비하적으로 느껴질 수 있는 교육 제목이라 걱정되었다. 해당 병원에서 저런 제목으로 교육을 진행하면서 필터링이 없었다는 점이 놀라웠다.

병원 내부 교육의 목표는 당연히 교육 대상자의 성장을 도모하는 데 있다. 꾸중이나 비난으로 느껴질 만한 교육은 하지 않는 것이 좋다. 특히 외부인이 아닌 내부인이 공개적으로 진행하는 피드백은 감정적으로 받아들이기 쉽고, 뜻을 오해하기도 쉽다.

그러므로 내부 교육은 최대한 객관적이고 실용적인 주제를 선택하는 것이 좋다. 흔하지만 명확한 CS 교육 주제가 좋은 예시이다. 용모 복장, 응대 자세와 태도, 맞이 및 배웅과 같은 것들을 내부 교육으로 진행하면 좋다. 경력이 우수하거나 내부에서 좋은 본보기가 될 만한 직원이 해당 교육을 진행하는 것이 좋다. 내부 교육의 성패는 누가 교육을 진행하는가에 달려 있다고 해도 과언이 아니다. 직원들의 추천을 받거나 특별한 노하우를 가진 직원이 있다면 적극적으로 발굴하여 교육을 진행하는 것이 좋다.

내부 교육이라도 교육을 구성할 때는 형식을 갖춘 모습이 필요하다. TED 형식의 간단한 PPT를 활용하여, 시작은 교육 주제와 목차를 언급하는 것이 좋다. 그리고 교육 목표를 설명하고, 마지막은 인상적인 멘트로 마무리하는 것이 좋다. 에피소드 나열이나 개인 경험에 근거한 노하우만 이야기하면 교육하는 직원의 성장에도 크게 도움이 되지 않는다. 이왕이면 관련 분야의 이론적 근거를 찾아 탄탄한 논리 구조를 갖추는 것이 좋다.

내부 교육이므로 교육자료를 만들어 기록을 남기는 것이 필요하다. 교육자료는 병원의 중요한 지적 자산이 되며, 단발성이 아닌 정기적으로 진행되도록 하는 것이 좋다. 이렇게 진행한 내부 교육자료만으로도 매뉴얼이나 재교육 자료로 충분히 활용할 수 있다. 또한 교육을 진행한 직원에게 적절한 포상을 제공하여 동기부여를 하면 활성화에 좋다. 내부에서 이렇게 정기적으로 교육이 진행되는 것만으로도 병원 문화는 풍부해진다.

외부 강사를 활용하는 법

CS 교육의 경우, 외부 강사를 섭외하여 진행할 수도 있다. 외부 강사는 병원의 개선점이나 발전 방향에 대해 객관적으로 피드백할 수 있고, 이론적인 전문성도 대부분 갖추고 있어 강점이 있다. 다만 외부 강사는 비용이 발생하므로, 가성비를 당연히 고려해야 한다.

네트워크 한의원에서 근무할 때, 전 지점 원데이 워크샵을 위해 외부 강사를 섭외했는데, 비용도 천차만별이고 강사의 강의력을 확인하기 힘들어 고생했었다. 강사를 섭외할 때는 교육 주제를 명확히 해야 한다. 한 강사가 모든 분야의 강의를 다 잘하는 경우는 드물다. 강사별로 전문 분야가 있으므로, 전문 분야에 맞는 강의를 의뢰하는 것이 필요하다. 병원의 경우 병원만의 문화와 환경이 있으므로, 병의원 전문 강사를 섭외하는 것도 좋다. 하지만 병의원 전문 강사라고 하지만, 출강한 병원이 우리 병원과 과가 맞지 않거나 의료 서비스인이 대상이 아닌 용역업체 직원, 고등학교 진로 특강과 같이 경력을 부풀리는 경우도 많으니 주의해야 한다.

강사를 섭외한 후 우리 병원이 원하는 강의 내용과 대상자에 대해 공유하고, 컴플레인 응대나 커뮤니케이션같이 병원 상황에 맞는 솔루션을 제공받길 원하는 강의는, 미리 상황이나 수강생 질문을 취합해 공유하면 더욱 맞춤형 강의가 진행될 것이다.

나 역시 병원으로 자주 출강한다. 강의를 완성하는 것은 결국 수강생들이라고 생각한다. 동일한 강의라도 열린 마음으로 적극적으로 임하는 병원에는, 나도 모르게 사례를 더 많이 전달하고 내용도 더욱 깊이 있게 전달하게 된다. 하지만 방어적이거나 소극적으로 임하면 하려던 말도 제대로 못 하는 경우가 있다. 베테랑 강사인 김창옥 강사님도 마찬가지라고 하니, 열린 마음으로 강의에 임해주길 바란다.

책 읽기와 회식, 함께 나누는 즐거움

고객 만족을 위해 강의식 교육을 하는 것은 임팩트는 있지만, 그 효과는 일시적이다. 장기적으로는 병원 내에 고객 만족에 대한 학습 조직이 생기는 것이 가장 바람직하다. 학습 조직이란 학습을 계속 진행하며 스스로 발전하여 환경 변화에 빠르게 적응할 수 있는 조직을 말한다. 우리나라에서는 주노헤어가 독서를 통해 미용실 지점별 학습 조직을 활성화하였다. 다양한 고객을 응대하며 편안한 서비스를 제공하기 위해 상식과 마인드를 독서를 통해 함양시킨다. 병원에서도 독서를 통해 얼마든지 내부 문화를 다질 수 있다. 고객 만족에 대한 책이 아니더라도 화술 책, 영업 및 세일즈에 대한 책, 트렌드, 재테크 책, 인문학 책까지 다양한 책을 읽을수록 정서적, 상식적으로 성장한다.

병원에서 진행하는 회식 또한 충분히 경험 학습에 활용할 수 있다. 늘 먹는 삼겹살이 아니라, 같은 삼겹살이라도 요즘 핫하다는 삼겹살집에 가본다. 어떤 경험이 고객들에게 어필했는지, 공간은 어떻게 꾸몄고, 동선은 어떠했는지 살펴본다. 어떻게 경험을 브랜딩했는지 충분히 견문을 넓힐 수 있다. 이 모든 것들은 고객 만족과 경험에 연결되어 있다. 다르게 볼 수 있는 관점을 공유한다면 병원의 발전과 더불어 고객 경험 또한 향상될 것이다.

06

마케팅의 꽃은
병원에서 핀다

챗GPT 나 제미나이를 이용하여서 유명한 여배우나 모델의 얼굴과 유사한 모델을 만든다. 그리고 그들의 이미지를 병원 홍보 이미지로 활용한다. 공격적이고 적나라한 비포 앤 애프터 사진이 마케팅에 활용되던 시기가 있었다. 그러다 의료광고법 개정으로 비포 앤 애프터는 병원 홈페이지 가입 회원에게만 공개되도록 변경되었다. 세기의 미녀나 인플루언서처럼 활용 가능한 모델들이 병원의 이미지를 책임지게 되었다. 그러다 요즘엔 AI로 만든 미녀, 미남들이 병원을 홍보하고 있다. 고객들은 단편적인 정보, 즉 병원명과 치료 과목 정도만 알고 병원을 찾는다. 병원을 찾는 고객이 있으면 마케팅은 제 역할을 다 했다고 생각하기 쉽다. 하지만 고객들은 이제부터 진짜 병원을 탐색한다.

청순하고 청초한 모델이 방긋 웃으며 홍보하던 병원을 방문했다. 초췌하고 퀭한 인상의 직원이 쉴 새 없이 접수 절차를 안내한다. 원장의 상담은 기계적이고, 실장 상담 역시 마찬가지다. 이 병원은 특별한 것이 없고, 뭐가 좋은지도 모르겠다. 나는 모델의 미소에 낚였다는 생각이 든다. 장황하고 긴 계약유도 상담을 받고, 더 이상 생각 안 해 볼 거면서 "더 생각해 볼게요."라고 말하고 돌아서 나온다.

왜 이런 일이 생기는 걸까? 분명히 시술받을 생각이 있어서 검색하고 찾아왔는데. 이런 고객 수가 많아져서일까? 어느 순간부터 병원만 팔로우하는 내 인스타그램 피드에도 '상담법, 병원 실장 세일즈 특강'과 같은 강의 광고가 뜬다. 상당히 많은 병원에서 마케팅도 하고 내부적으로 최선을 다하지만, 매출로 연결되지 않는 것에 관한 해법을 찾다 보니 생겨난 강의들인 것이다. 병원 내 결제를 유도하는 세일즈 응대법을 알려주려는 것이다.

우선 이 응대법은 앞서 이야기한 기본적인 사항들이 잘 지켜질 때 효과가 극대화된다는 점을 강조하고 싶다. 이것만 따라 한다고 해서 갑자기 매출이 오르길 바라서는 안 된다. 간혹 세일즈 강의에서 본질은 이야기하지 않고 기법만 이야기하는 것을 듣고, 그것만 하면 되겠지 생각하다 낭패를 보는 경우가 있다. 다시 한번 이야기하지만, 앞 장에서 이야기한 내용들이 먼저 되어야 세일즈가 힘을 받는다.

세일즈 화술은 '기세(氣勢)'가 8할

어떤 병원이든 고객의 구매 결정을 돕기 위해 치료 방법을 추천하는 순간이 온다. 이때 중요한 것은 '기세'다. 기세라고 표현한 것은 '기운차게 뻗어 나가는 모양'이라는 단어의 의미와 같다. 적극적이고 긍정적인 자세로 권해야 한다. 기세를 갖추기 위해서는 우리 병원의 치료 및 치료 결과에 대한 자신감이 바탕이 되어야 한다. 그리고 우리 병원이 치료를 권하는 내가 이 고객에게 가장 적합한 결과를 만들어 주는 곳임을 책임감을 가지고 권해야 한다.

나는 강의를 의뢰하는 곳에 사전 미팅을 유선으로라도 꼭 진행한다. 보통 그냥 "일반적인 CS 교육이요. 깊이 생각하지 않고 문의한 병원에도 내가 이것저것 질문을 하면 점점 구체화된다. "왜 그런 것들이 필요하죠?" "원장님도 직원들도 어렵게 시간 내서 교육받는데, 그 교육이 병원에 도움이 되어야 하잖아요."라고 답했다. 나는 나에게 교육을 의뢰한 병원에 도움이 될 교육을 제공하겠다는 신념과, 그것을 내가 제공할 수 있다는 자신감이 있다.

혹시 병원의 치료나 고객의 향후 결과에 대해 자신감이 없는가? 나에게 권한은 없고, 나는 그저 내가 할 말만 반복하는 사람이라고 생각하는가? 그러한 당신의 생각을 고객이 제일 먼저 눈치챈다. 다른 병원에서도 우리 병원과 동일한 치료를 하고 있고, 비용마저 더 싼 것 같아 자신감이 없다고 말한 실장님이 있다. 1대1 코칭 때, 해당 실장님께 말했다.

"그럼 다른 병원에서 하는 게 맞겠네요. 그런데 선생님께서는 다른 병원을 우리 병원보다 더 믿으시는군요? 다른 병원 실장님이 실장님보다 더 친절하고 더 전문적이라고 생각하시네요. 실장님이 실장님을 못 믿는데 어떻게 고객이 실장님을 믿을까요?"

이 말을 듣고 해당 실장은 '자신이 할 일은 고객에게 확신을 주기 위해서 계약 후, 어떤 것을 더 노력해야 되는가'라는 걸 알았다. 그리고 노력했고, 자신감을 회복했다. 당연히 결과도 좋아졌다.

세일즈는 결국 고객에게 '나'를 파는 일이다. '나'에 대해 '내'가 소속된 병원에 대해 자신감을 가지자. 그리고 '내'가 고객에게 좋은 결과를 만들어 줄 능력과 책임이 있다는 걸 의심하지 말라. 그것만으로도 세일즈의 분위기가 달라진다.

여유롭게 다가가기

독립되고 밀폐된 공간에서 고객을 만나 치료 권유를 해야 한다면 고객을 만나는 첫 순간에 자연스럽게 긴장이 될 것이다. 긴장하게 되면 분위기는 경직된다. 마음이 조급해지고 바로 본론에 해당하는 치료에 대한 설명과 권유로 급하게 넘어가게 된다. 넷플릭스에서 '모태 솔로지만 연애는 하고 싶어'라는 리얼 예능을 본 적이 있다. 관찰자이자 기혼자 관점에서 젊은 청춘들의 연애는 재미있었지만, 안타까운 상황의 연속이었다. 모태 솔로는 마음에 드는 이성에게 상대가 전혀 준비도 되지 않았는데 다짜고짜 고백한다는 특징이 있었다. 모태 솔로들과 대비되어 흔히들 '메기남, 메기녀'로 불리는 다른 연애 리얼 예능 출연진들은 항상 여유가 있었다. 특히 첫 만남에서 태도가 몹시 담백하다. 인간적인 관심만 보일 뿐 이성적인 호감을 표현하는 행동은 자제한다. 매너는 좋다. 이런 여유 덕분에 상대는 편안함을 느끼며 자연스럽게 마음을 연다. 편안함을 바탕으로 이성적 호감을 키워 나간다. 편안함을 만드는 느긋한 태도와 매너는 고객 응대에도 중요하다.

먼저 공간에 고객이 들어오면 인사하자.

"안녕하세요. 오늘 상담 진행할 ○○○입니다. 여기 앉으세요."

여유를 가지고 천천히 고객에 대해서 알아보자. 이름을 확인한 후, 오늘 병원을 찾아주신 내원 경로나 날씨, 고객의 히스토리 등을 물으며 긴장을 풀고 라포를 형성합니다. 라포는 프랑스어에서 유래한 심리학 용어로, 이 만남은 이윤추구를 위한 것이지만, 그 이전에 인간적인 관계임을 느끼게 한다. 이는 목적과 목적의 만남이 아닌, 고객과 나 또한 사람과 사람의 관계임을 의미한다.

병원 상황에 맞는 라포 형성에 도움이 되는 스몰 토크 몇 가지를 소개하겠다.

날씨: "오늘 날씨가 참 더운데/추운데/비 오는데, 오시느라 힘드셨죠?"

인테리어 변화: "저희 이번에 ○○○○장식하였는데, 어떠세요?"

환경 점검: "지금 이방 온도 괜찮으세요?"

아이 관련: "어쩜 아이가 이렇게 귀여워요." "아이가 말을 참 잘하네요"

특징 칭찬: "목소리가 너무 좋으세요." "분위기 있다는 말씀 많이 들으시죠" "코트가 너무 잘 어울리세요"

외모 칭찬: "단발이 너무 잘 어울리세요." "연령대 보고 놀랐어요. 너무 동안이어서."

대기에 대한 감사: "오늘 오래 기다리셨죠. 너무 감사해요." "대기하는 동안 지루하셨죠. 제가 더 잘 상담해 드리게요."

식사 유무: "아침 식사/점심 식사하셨어요?"

명절 및 기념일: "발렌타인데이/크리스마스인데 초콜릿 준비하셨어요?"

가볍게 라포를 형성한 후, 고객의 치료 니즈를 파악하는 순서로 질문한다. 이때 오픈형 질문을 통해 고객이 자유롭게 답하도록 유도한다. 오픈형 질문은 자기 생각, 감정, 경험을 자유롭게 이야기할 수 있도록 하는 질문으로, '어떻게', '어디서', '무엇을', '왜'와 같이 답변이 '예/아니오'로 끝나지 않고, 다양한 이야기를 끌어낼 수 있다. 국민 MC 유재석 씨가 유퀴즈에서 게스트들에게 하는 질문이 대부분 오픈형 질문이다. 약간 돌아가는 듯한 오픈형 질문은 자연스럽게 상대방이 이야기를 주도하도록 만든다.

고객이 편안하게 이야기를 시작하면, 충분히 고객의 이야기를 경청하자. 이제 준비는 끝났다.

한발 들여놓으면 평생 고객으로

고객에 대해 여러 정보를, 라포(Rapport)를 형성하며 자연스럽게 알게 되었다. 이제 고객 입장에서 가장 가치 있을 정보부터 설명해 준다. 예를 들어 고객이 미용 플랫폼이나 우리 병원 이벤트에서 문의한 프로그램을 우선 설명한다. 고객에게 의료 전문가로서 필요한 것들을 추가 설명한다. 추가 설명하는 항목이 3가지, 비용 추가가 원래 생각했던 금액의 10배 이상이 되지 않도록 한다. 세일즈에서 많이 사용하는 기법인 '풋 인 더 도어'(Foot-in-the-Door, 한발 들여놓기)를 활용하여 고객의 심리적 진입 장벽을 낮춰준다. 우선 금액이 적거나 초기에 진행하기로 한 것을 선택하게끔 한다. 이때 결정된 금액이 앵커(Anchoring)가 되어 고객은 판단한다. 금액이 결정되는 순간 너무 길게 선택 시간을 주면, 고객은 스트레스를 느끼고, 결정 지연될수록 고객과 나 모두 부정적 감정을 느낀다. 그러다가 전체 선택을 유보하기도 한다. 기준 치료에 추가하여 업셀링을 시도해 보고, 주저하거나 거부하면 다음에 생각해 보게끔 한다. 고객들이 생각보다 작은 것만을 선택했다고 해서 지나치게 낙심할 필요는 없다. 우리는 고객의 평생 가치를 생각해야 한다. 한번 우리 병원에 온 고객은 평생 고객이 된다는 생각으로 필요했던 치료를 기록하며 다음 기회를 설계한다.

고객에게 필요했던 치료는 병원에 내원하는 동안 세일즈 담당 직원이 아니더라도 고객을 만나는 직원들이 자연스럽게 추천하면 이후에 충분히 업셀링이 가능하다.

마케팅은 고객을 병원에 오게 하지만, 결국 우리 병원의 평생 고객으로 만드는 것은 병원 내부의 고객에 관한 관심과 책임감이다.

07

K-의료관광 3.0

미국에 거주 중인 대학교 동기들이 한국에 왔다. 대학교 시절부터 삼총사라 불리며 다니던 친구였는데, 어쩌다 보니 나를 제외한 둘은 현재 모두 미국에서 거주하고 있다. 자녀들의 여름 방학을 맞아 요즘 핫한 한국을 찾은 것이다. 식사를 마치고 이어진 2차에서는 자연스럽게 한국의 미래에 관해 이야기 나누게 된다. 이런 것이 어른들의 대화인가 싶어 자못 진지하다. 한국에서는 혁신이 일어나기 힘들다는 이야기가 먼저 나왔다. 나 역시 공감한다. 나의 대학 동기인 MJ는 나와 같이 안경광학과를 나왔다.

당시에는 내가 이해할 수 없었지만, 대학원도 안경광학과에 진학하여 석사를 땄다. MJ의 석사 논문은 사시와 입체시 관련된 것이었는데, 안경광학과에서 그 분야에 관심 있는 사람이 거의 없었다. 사시는 사시 수술을 하면 되는 것으로 생각했고, 그것은 안과적 수술 영역으로 여겼기 때문이다. 하지만 MJ는 해당 주제에 푹 빠져 이과생다운 놀라운 집중력으로 탐구하였다. 녀석이 어느 정도로 몰입했냐면, 식사하다가 '올인'이라는 당대 최고 히트 드라마를 같이 보았는데 남자 주인공이 약한 사시가 있으면 "사시각이 10도네"라고 말하곤 했다. 황당했지만, 나는 평범했던 내 친구가 많이 힘들다고 생각했다.

그렇게 연구는 마무리되었지만, MJ는 뭘 어떻게 해야 할지 고민이 많았다. 미국의 한 대학교 연구소에서 해당 주제로 같이 연구해 보자는 제안이 왔고, 그렇게 친구는 미국으로 떠나게 되었다. 친구의 좀처럼 쓸모없어 보이던 연구는 알고 보니 입체영상 등에 쓰이는 광학 기술이었다. 그 뒤 종종 한국 기업들과 협업을 한다며 출장차 한국에 오곤 한다.

너무 작은 나라, 작은 관심사, 치열한 경쟁

한국은 작은 나라이다. 그래서 시장이 작다. 관심사가 다양하지 않고 장기적인 비전을 생각하기엔 좁은 사회이기도 하다. 지나치게 다른 사람을 걱정하고 의식해야 하는 곳이 한국이다. 눈앞의 실용성에 영향을 주지 않는 것들은 무의미한 것으로 치부되는 나라다.

시장이 큰 나라들의 경우, 다양한 가능성을 인정하고, 가능성이 있다면 장기적인 관점에서 투자와 지원을 해주는 환경이 조성된다. 시장의 크기는 다양성 인정 여부를 보여주는 의미이기도 하다. 중국에 거주할 때 대형마트에 가면 정말 다양한 맛의 감자칩을 볼 수 있었다. 예를 들어 오이 맛, 오이 라임 맛, 와사비 맛 등 한국에서는 시즌에만 잠깐 나오는, 내 기준에 이상한 맛들이 늘 진열되어 있었다. 그래서 중국어 선생님께 여쭤보았다. " 중국인들은 오이 맛 감자칩을 좋아해요?" "아니요, 그렇게 아주 좋아하지 않아요.", "그런데 왜 항상 팔아요?", "글쎄요. 누군가는 먹겠죠."

시장이 크면 100명 중 1명이라도 모아 놓으면 무시할 수 없는 숫자가 되기에 다양성이 인정받는 이유였다. 그리고 그 다양성 속에서 혁신적인 아이디어와 아이템이 나오는 것이다. 다시 한국으로 돌아온다. 몇 년간 지속적으로 의대 열풍이 불고 있다고 한다. 전형적인 한국의 '실용주의' 노선에서 비롯된 열풍이라고 생각한다. 이 열풍에 대해 대부분 부정적으로 바라보는 시선이 강하다. 나 역시 이공계 인재들이 좀 더 다양한 분야에 진출하여 국가 경쟁력을 올리기를 바란다. 하지만 그렇다고 인재들의 '의료 쪽' 진출을 마냥 부정적으로 보지는 않는다. 다만 그 시장을 국내에 한정 짓지 않았으면 한다.

K-뷰티에서 K-메디컬로

　며칠 전 킴 카다시안이 한국을 방문하여 한국에서 만든 스킨부스터 시술을 받은 것이 화제였다. 전 세계 어디를 가도 한국만큼 의료 서비스의 질이 좋은 곳은 없다. 치열한 국내 경쟁으로 다져진 기본기, 한국인의 장점인 섬세한 손기술, 타고난 미적 감각, 신속하고 빠른 일 처리 등 시술 결과는 물론 환자 경험 면에서도 탁월하다. 이러한 한국적인 특성이 장점이 되어 성장하고 있는 것이 바로 K-뷰티 분야이다. 여기에 K-메디컬까지 더해지고 있다. 2025년 외국인의 한국 의료관광 의료비 지출액이 2조 원을 넘을 것으로 전망된다. 중국과 일본 고객들이 주를 이루며, 피부과와 성형외과 시술을 받고 주변을 관광하는 일정으로 병원을 방문한다고 한다. 특히 가격 대비 결과가 좋다는 입소문이 나 있다. 이전에도 우리나라에 일본인과 중국인 의료 관광객이 몰려오던 시기가 잠시 있었다. 그때는 검증되지 않은 병원에 브로커들이 연결되어 좋지 않은 결과와 높은 비용으로 인해 열기가 빠르게 식었고, 중국은 나라 차원에서 성형수술 목적의 한국 방문을 막기도 했다.

　지금 한국을 찾는 의료관광 고객들은 다르다. 우리도 달라졌다. 본인이 직접 인스타그램, 틱톡, 그리고 우리나라 성형 플랫폼 후기까지 꼼꼼히 찾아 읽고, 비용 바가지가 없는지 확인 후 방문한다. 한국인의 정직하고 뛰어난 기술로 이들을 감동하게 해 보낸다면 의료관광 열기는 더욱 커질 것으로 본다. 바야흐로 한국 의료관광은 의료관광 시작을 알리는 version 1.0과 가격 경쟁력과 기술로 승부하던 2.0을 지나 지속 가능한 의료관광을 바라봐야 하는 version 3.0으로 왔다고 본다.

K-가 가지는 의미, 한국인

나의 대학원 석사 논문은 '한국의 국가이미지가 일본 의료 관광객에게 미치는 영향'이었다. 해당 논문의 완성하기 위해서 나는 명동을 찾은 일본인 관광객들에게 "안녕하세요. 저는 한국인 대학생인데 설문 조사해 주시면 마스크 팩을 드리겠습니다."라고 하여서 300여 명의 일본인들에게 설문을 받았다. 한겨울에 작업을 하여 목이 쉬어 한 달간 말을 못 할 정도로 열정이 넘치던 때였다. 그때 경험 중 나에게 인상적으로 남은 것이 있다. 일본인 관광객들이 서툰 일본어로 말을 걸어오는 나를 꽤 좋게 봐주었다는 것이다. 나는 '왜 그러지'라고 생각했는데, 설문 조사의 통계를 보니 알 수 있었다. 한국의 이미지를 구성하는 요소 중 한국 의료관광에 긍정적인 상관관계를 가진 요소는 '한국인'에 대한 호감이었다. 우리나라의 지리나 자연풍광, 경제적 규모가 아닌 '한국인'이 '꽤 좋은 사람들'로 보였다는 것이다. 나는 이에 대한 해답을 우리나라 콘텐츠를 통해 확인할 수 있었다.

예를 들어 오징어 게임 시즌 1은 자칫 자극적으로 끝날 수 있는 이야기를 '가족'이라는 흔한 주제와 연결해 공감을 얻어냈다. 촌스럽게 느껴질 수 있는 신파조이지만, 다른 요소들이 세련되어 이를 느끼지 못한다. 한국은 역사적으로 고난과 역경을 극복해 온 나라이며, 급격한 사회 변화로 세계 여러 나라가 몇 세대에 걸쳐 겪을 문제를 모두 경험하고 그에 따른 감정을 가지게 되었다. 4계절처럼 변화무쌍한 독창적인 문화를 가지게 된 것이다. 나는 그 이야기의 중심에 한국인이 있다고 생각한다. 우리나라를 찾는 외국인들은 이러한 한국인에게 공감했고, 그 마음이 '좋아함'으로 변해 우리나라를 찾게 된 것이다.

나는 전 세계적인 의료관광 대국이 눈앞에 있다고 생각한다. 하지만 그러기 위해선 우리가 해야 할 일이 있다. 외국인들이 가진 '한국인'에 대한 호감을 소비하는 데 그치지 않고, 의료 현장 곳곳에서 그 기대를 확신으로 바꿀 경험을 만들어줘야 한다. 앞으로 한국 의료관광의 성패는 단순한 가격 경쟁이나 시술 기술을 넘어, 인간적이고 진정성 있는 응대, 그리고 한국 특유의 '정(情)'으로 불리는 따뜻한 관계를 외국인 고객에게 어떻게 구현하는가에 달려 있다고 본다.

이제는 한 번 다녀가는 '관광'이 아니라, 꾸준히 다시 찾고 싶은

K-메디컬을 만들어야 할 때다. 그때 비로소 한국 의료는 세계가 인정

하는 프리미엄 브랜드가 될 것이다.

08

지금, 말 한마디

　　개원의들이 치열한 경쟁 속에서도 끊임없이 병원을 여는 이유는 다양하게 설명할 수 있다. 그러나 그 근원을 들여다보면 결국 '부(富)'의 추구로 귀결된다. 로버트 기요사키가 『부자 아빠, 가난한 아빠』에서 두 아버지를 비교했듯, 나 역시 '부자 의사'와 '보통 의사'를 구분하고자 한다. 여기서 말하는 '부자 의사'란 단순히 고소득 직군이라는 이유 때문이 아니라, 동일한 환경 속에서 3배 이상의 부를 창출한 개원의를 뜻한다.

　　이제 부자 의사의 3가지 유형을 소개해 보려 한다.

첫 번째는 사업가형이다. 이름을 들으면 아는 병원의 대표 원장님들이 여기 속하다고 볼 수 있다.

개원했을 때, 처음 시작은 이 첫 번째 유형이 가장 달성하기 쉬운 유형이라고 생각한다. 하지만 생각처럼 쉽지 않은 것이 바로 사업가형이다. 이 유형의 의사들은 병원을 하나의 '기업'으로 여긴다. 그리고 본인을 시스템과 브랜드를 만드는 사람이라고 생각한다. 진료를 보는 의사보다 경영자로서의 면모가 더 강하게 드러난다.

이들이 부를 일군 과정은 일찍이 병원의 진료와 서비스 질을 상향 표준화하는 것에서 시작된다. 이 과정에서 많은 어려움이 있지만, 지속적으로 시도하고 개인적으로 학습도 많이 한다. 시대적인 흐름, 정부 정책 등의 영향으로 수요가 폭발하는 운도 따라줘야 한다. 개인 병원 브랜드가 지역을 넘어 전국적으로 알려지고 병원을 확장한다. 네트워크 형태를 취하기도 하며, 의료서비스로는 확장의 한계를 느끼기도 한다. 그래서 추가로 화장품, 건강기능식품, 보조 기구, 장비 등을 유통한다. 오래된 사례이긴 하지만, 30년 전에 병원 네트워크를 시작한 예치과부터 현재까지 존재하는 많은 네트워크 병원들이 여기에 포함된다.

물론 요즘 네트워크 병원의 경우 개인 의원으로 브랜딩을 시작하는 경우가 드물고, MSO를 설립하여 처음부터 네트워크 병원으로 포지셔닝해 브랜딩한다. 사업가형의 특징은 병원의 브랜드를 만드는 데 탁월하다. 병원 내부 시스템화에 적극적이다. 직원들에게 권한 위임의 중요성도 일찍이 안다.

사업가형의 하위 모델이 있다. 병원을 브랜딩하지 않고 본인을 브랜딩하여 제품을 판매하는 인플루언서 형이다. 대표적인 성공 사례로는 여에스더 님이 있다. 병원을 브랜딩한 것이 아니라 본인을 브랜딩하고 영양제 사업으로 연결하였다. 가정의학과라는 특성상 병원의 규모와 시스템을 키우는 데 한계가 있어 내린 선택으로 유추할 수 있다. 시장의 규모가 크고 성장 가능성이 높은 건강기능식품 사업에 일찌감치 진출하여 성공적으로 성장시켰다.

두 번째는 장인형이다. 이들의 특징은 일반 대중들이 알 정도로, 겉으로 드러나지 않는다는 것이다. 하지만 그 분야 안에 들어가면 알게 된다. 대중적 인지도보다는 전문성의 깊이로 평가받는 사람들이다. 실력으로 자신이 속한 시장을 지배한다.

"그 의사 선생님이 ○○○ 수술 정말 잘한대."

"재수술은 ○○○이지"

이들은 업계에서 탑티어에 속하며, 주로 수술을 하는 과에 많다. 타고난 재능과 노력으로 부자가 되는 과정은 단순한 편이다. 개원한다. 병원에 온 환자들에게 수술을 잘 한다고 소문이 나면서 환자가 몰린다. 수술을 잘하는데 많이 하다 보니 더 잘하게 된다. 여기에서 시간은 정해져 있고 수용할 고객은 많으니, 자연스럽게 가격을 높인다.

장인형인 분들의 특징은 손이 빠르다는 것이다. 입소문이 날 정도로 고객이 결과를 체감해야 하므로, 결과가 눈이나 몸으로 바로 확인 가능한 과에 많다.

세 번째는 투자자형인데, 돈이 일하게 만드는 유형이다. 어떤 이유에서인지 일찍 투자에 대해고 실행한 분들이다. 꾸준히 진료를 보는 과에 비교적 많고, 목표한 정도의 부를 이루었더라도 성급하게 은퇴하지 않는다. 부동산, 주식, 코인, 금 등 다양한 곳에 투자하고 정보를 얻는 데에도 적극적이다. 재테크 관련 대학원, 스터디 등에 자주 나타나며, 꾸준히 높은 고정 수입이 있기 때문에 대출과 같은 금융 레버리지를 적극적으로 활용한다. 이 분야에서는 유명한 몇몇 의사들이 재테크나 자기계발 강의를 하기도 한다.

부의 시작은 '고객'으로로부터

세 가지 중 한 가지 방법만으로도 높은 부를 이룰 수 있지만, 폭발적인 부를 이룬 사람들은 대개 두 가지 유형을 혼합한 경우다. 예를 들어 병원 한 곳을 장인형으로 운영하며 벌어들인 수익을 투자하거나, 사업형으로 규모 있게 병원을 운영하며 발생한 수익을 부동산에 투자하는 것이다. 『부자 아빠, 가난한 아빠』에서도 언급했듯이, 결국 부자가 되기 위해 꼭 알아야 하는 것은 투자일 것이다. 이처럼 부자로 성공하기 위해서는 각자 필요한 역량이 다르지만, 처음 시작점은 같다.

투자에서 시드머니, 장인에겐 입소문의 시작점! 그건 바로 고객이다. 고객이 우리 병원, 나의 의술, 나의 서비스에 돈을 지불해 주는 것, 즉 고객이 '나'와 '병원'을 신뢰해야 모든 가능성이 열린다. 사업가가 되든, 장인이 되든, 투자를 하든 모든 것이 가능하다. 그러므로 부의 첫 번째 단계는 고객이며, 지금 고객에게 건네는 말 한마디 한마디가 중요하다.

◆ 에필로그 ◆

　이 책 한 권을 쓰기 위해서 40일간 하루에 90분씩 글을 썼다. 총 60시간이었다. 그리고 탈고를 위해 내가 쓴 글을 읽은 시간은 그 두 배가 된다. 다시 읽으니 늘 수정할 것이 보였고, 수정한 만큼 조금씩 글이 나아졌다. 물론 지금도 부족하지만, 그래도 처음과 비교하면 많이 나아진 것이다.

　병원의 고객 경험도 '글'과 같다. 다시 보고 다듬고 새롭게 바라볼수록 더 나아진다.

　데스크에 먼지가 뽀얗게 쌓인 메모지를 털고 있는 나를 향해 한 고객이 말했다.

　"나도 참 신경 쓰였어요."

　그 순간, 깨달았다. 고객의 눈은 병원 구석구석을 다 보고 있다.

고객은 예민하고 섬세하다. 그래서 사소하지만, 작은 차이도 알아본다. 이러한 작은 차이를 만드는 것은 정성과 노력이다.

이 책에 담긴 내용은 어쩌면 당연한 이야기일 수 있다. 하지만 그 '당연함'을 꾸준히 실천하는 병원만이 고객에게 선택받는다.

마지막으로 나와 인연이 있었던 모든 병원과 소중한 나의 외부 고객과 내부 고객에게 이 책은 바친다.

그 변화의 시작이 아주 작은 디테일일지라도,
고객은 결국 섬세하게 알아차린다.

환자가 다시 찾는
병원은 말 한마디가 다르다

초판 1쇄 발행 2026년 2월 23일

지은이 최문경
발행인 김승헌
외주 디자인 홍정순

펴낸곳 도서출판 작은우주
주소 서울특별시 마포구 양화로 73, 6층 MS-8호
출판등록일 2014년 7월 15일(제2019-000049호)
전화 031-318-5286
팩스 0303-3445-0808
이메일 book-agit@naver.com

ISBN 979-11-994526-8-8(03510)

북아지트는 작은우주의 성인단행본 브랜드입니다.